Entre la tolerancia
y la disciplina

Martin Herbert

Entre la tolerancia y la disciplina

Una guía educativa para padres

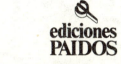

ediciones
PAIDOS

Barcelona-Buenos Aires-México

Título original: *Discipline. A Positive Guide for Parents*
Publicado en inglés por Basil Blackwell, Oxford

Traducción de María Laura Ramos y Carlos E. Saltzmann

1.ª edición, 1992
2.ª reimpresión, 1995

© 1968 by Martin Herbert
© de todas las ediciones en castellano,
   Ediciones Paidós Ibérica, S.A.,
   Mariano Cubí, 92 - 08021 Barcelona
   y Editorial Paidós, SAICF,
   Defensa, 599 - Buenos Aires

ISBN: 84-7509-784-7
Depósito legal: B-13.894/1995

Impreso en Novagràfik, S. L.
Puigcerdà, 127 - 08019 Barcelona

Impreso en España - Printed in Spain

Indice

Orientaciones

A la memoria de
Maggie Kuzwayo

Prefacio
Disciplina sin lágrimas

> Las alegrías de los padres son secretas,
> y también lo son sus penas.
> *Francis Bacon*, 1597

Mi intención al escribir este libro fue ofrecer una guía a todos los padres y protectores: aquellos que deben enfrentarse con las transgresiones diarias, "comunes" (aunque agotadoras) que forman parte de la educación, y también para aquellos que deben tratar con niños y/o adolescentes rebeldes —sin olvidar que algunas rebeliones *tienen* una buena causa— o con otros problemas disciplinarios. En la misma medida, los temas que se desarrollan podrían ser de utilidad para los maestros.

Las orientaciones también podrían resultar valiosas para los asistentes sociales y visitadores de salud, quienes deben aliviar las enormes tensiones de los padres que no logran controlar a sus hijos; también deben solucionar casos, cada vez más frecuentes, de control por parte de los niños. En la actualidad, se sabe con mayor exactitud que la mayoría de los incidentes que causan preocupación a los progenitores no son demasiado graves y que, por lo general, ocurren en el contexto de lo que ellos consideran (acertadamente o no) *encuentros disciplinarios*. Las actitudes inadecuadas (a veces) o abusivas de los padres no están necesariamente impulsadas por una mala intención sino por intentos impulsivos, frustrados, furiosos y contraproducentes de controlar el comportamiento del niño o adolescente. Esta incapacidad para manejar la situación quizá se deba a la falta de conocimientos sobre el tema o a la mala interpretación de los hechos que produjeron las confrontaciones.

Por desgracia, en la mente de los padres y los maestros la

11

disciplina se asocia principalmente con el *castigo* y, en algunos aspectos, con la *obligación*. En este libro quisiera equilibrar la balanza, haciendo hincapié en los aspectos positivos de la orientación, la cooperación y los cuidados, quizá los aspectos más importantes de la disciplina. Este enfoque elimina las tensiones y los sufrimientos de la relación padres-hijo y constituye la fórmula que asegura que la educación social del niño o adolescente resulte madura y saludable.

Durante los encuentros disciplinarios que sostengan con sus hijos, los padres deberán sobrellevar muchas "penas" —las lágrimas de las que habla el título de este Prefacio—. A menudo las ocultan por vergüenza. Algunos padres se sienten demasiado avergonzados para admitir las dificultades que tienen con sus hijos pequeños o adolescentes. Se suele suponer que a todos los demás —excepto a nosotros— les resulta sencillo manejar a los hijos. Nada más lejos de la verdad, como ya tendremos ocasión de comprobar. Las lágrimas también pertenecen a los niños y adolescentes, víctimas de la ira, indignación o frustración de sus padres o también de castigos dolorosos (y a veces incluso abusivos).

La combinación de una actividad *positiva* hacia los niños (de cualquier edad), confianza en uno mismo y ciertos conocimientos sobre el tema, cuando se trata de tácticas y estrategias disciplinarias, lo ayudará a solucionar los problemas ya mencionados. Las palabras "tácticas" y "estrategias" pueden hacerle pensar que le estoy preparando para una guerra: una batalla de voluntades entre su hijo pequeño o adolescente y usted. ¡Nada de eso!

Las *estrategias* se refieren a los anticipos y a la preparación. Un *esquema disciplinario* firme pero amoroso hará que los niños elaboren sus propias orientaciones y controles, para así prevenir las consecuencias de sus acciones y "disciplinarse". Todos necesitamos algún tipo de autodisciplina (reglas de conducta) con el fin de adaptar nuestras necesidades y deseos a los de los demás, y de ser personas felices y libres. Con este propósito, le ofreceré algunas orientaciones disciplinarias generales y positivas (treinta en total) que le ayudarán a solucionar los diversos problemas que irán surgiendo mientras eduque a su hijo.

Las tácticas se refieren a los métodos disciplinarios —prefiero la palabra "educativos"— especiales que recomiendo por su comprobada eficacia. Por supuesto, la mayor parte de las veces, los padres pueden —y deberían— permitirse reacciones espontáneas y naturales ante el comportamiento de sus hijos. Pero la intuición no basta en ciertas circunstancias, o cuando se trata de niños con temperamentos especiales. Cualquiera que sea su situación, es preferible que tenga en cuenta que, a menos que pueda *elegir* entre varias técnicas disciplinarias y cuente con el tiempo suficiente para elaborar una amplia estrategia, puede ser sorprendido cuando menos lo espere. Es mejor anticiparse a los acontecimientos que tratar inútilmente de superarlos.

Si usted prueba algunas de estas orientaciones ya comprobadas y verificadas, que se basan en cuidadosos estudios sobre la educación y el desarrollo de los niños, su tarea resultará mucho más fácil. A menudo les pido a mis pacientes que imaginen que su hijo tiene un cartel en la espalda que les recuerda a sus padres que deben ser pacientes y tolerantes cuando cometa un error u olvide algo que se le dijo. Después de todo, los niños están *aprendiendo* acerca de la vida. Pero también es importante destacar que lo mismo sucede con madres (y padres) jóvenes o primerizas. El cartel se referirá a su papel como alumnos de las materias de educación y disciplina infantil. Los padres también necesitan ayuda y aliento. Está comprobado que los padres se desenvuelven mejor cuando cumplen su deber con seguridad y con el apoyo de la gente que los rodea.

Me gustaría expresar mi gratitud hacia Vivienne Doughty por su eficiencia, y por la decisión de sacrificar su vista cuando descifraba mis manuscritos.

1
¿Por qué la disciplina?

La cuestión de cómo disciplinar a los niños ha sido siempre un punto central de la empresa total de su educación. Dado que a los padres les corresponde una parte tan grande de esta tarea, que requiere tanta responsabilidad y aun intrepidez, parece paradójico que no se les enseñe a educar a sus hijos; éstos, por su parte, no pueden desarrollarse debidamente si no se les ayuda. Dado que las funciones que corresponden a los padres comprenden muchas habilidades complejas, no puede sorprendernos que la mayoría experimente dificultades ocasionales en su empeño por lograr que bebés indefensos y desconocedores de las normas sociales se conviertan en niños y adolescentes razonables, y, a su debido tiempo, en miembros adultos y sensatos de la comunidad.

Para alcanzar esta meta —a la que los psicólogos se refieren con el término *socialización*— deberán enseñarles muchas "lecciones" a sus bebés, a sus niños, y (posteriormente) a sus adolescentes. Habrá lecciones sobre las relaciones que mantienen entre ellos mismos y con otros, sobre las habilidades sociales y el autodominio; habrá instrucciones, solicitudes y demostraciones referentes a los requisitos y a las reglas sociales. Estas *normas* —que así se las llama— reflejan las expectativas de la sociedad sobre lo que es apropiado, es decir, de la conducta social y moral *normales*. Los padres esperan que el desgaste emocional y la inversión de tiempo y energía que supone la educación de sus hijos —lo que llamamos disciplina— rinda finalmente sus dividendos con el surgimiento de un joven adulto dotado de buen juicio y de una perspectiva madura y responsable. Trate el lector de comparar sus experiencias infantiles con las actitudes que ahora tiene frente a la educación de los niños.

¿Eran muy estrictos sus padres en cuanto a la hora de ir a dormir? ¿Le obligaban a asistir a la escuela dominical? ¿Cuántas veces diarias querían que se lavase los dientes? ¿Cómo reaccionaban los mayores ante sus mentiras y hurtos? La asignación, ¿se la daban sin condiciones o tenía que ganársela? ¿Esperaban que hiciese su cama? ¿Recibía, de niño, castigo corporal? En tal caso, ¿quién lo aplicaba y por qué faltas? ¿Puede recordar lo que pensaba y sentía en tales ocasiones? ¿Qué importancia tuvo para usted la influencia de la escuela? ¿Hay algunos aspectos en los que usted educaría o educa a sus hijos de modo diferente? ¿Cómo se han modificado, a lo largo de los años, sus sentimientos hacia sus padres y maestros?

Todas estas cuestiones tratan de lo que muchas personas asocian con el término disciplina —en función de cómo ésta les afectó—. Sean cuales fueren las prácticas disciplinarias aplicadas por las distintas generaciones, se ve claramente que sin un grado razonable de cooperación y aceptación por parte del niño, los padres no irían muy lejos en la consecución de sus objetivos. Hablando en general, logran obediencia (aunque a veces sólo sea a regañadientes) porque sus hijos les quieren y respetan, buscan su aprobación, se identifican con su punto de vista y desean emular su ejemplo.

EL PROBLEMA DE LA DESOBEDIENCIA

Todo esto está muy bien en teoría, pero los padres hablan a menudo de la obediencia como problema en niños de todas las edades. La posibilidad de la desobediencia, e incluso de las actitudes desafiantes, surge en tres situaciones características:

- cuando a un niño pequeño o a un adolescente se le pide que haga algo. tal vez cuando se le dan instrucciones en tal sentido;
- cuando se le pide que *se abstenga* de una determinada actividad;

16

- cuando se espera de él que se adhiera a reglas generales de conducta, a lo que podría denominarse las "órdenes permanentes" de la familia.

En el caso de los niños pequeños hay muchas circunstancias, tales como las comidas, la hora de irse a la cama o las salidas de compras, que se cargan de tensión y se tornan difíciles a causa de las confrontaciones a que dan lugar. Puesto que los berrinches, las agresiones y los insultos aparecen con frecuencia entre las reacciones de los niños ante la frustración, serán ellos el tema de mis consideraciones sobre cómo actuar con mayor eficacia. Y, por supuesto, tampoco los padres son inmunes a la ira o a los problemas de autocontrol. Recomendaré modos de mantener la calma frente a provocaciones graves. El hecho es que la mayoría de los padres opinan que la disciplina es una de las partes más difíciles de su trabajo, y no pocos la consideran una tarea imposible, en especial en determinados períodos de la vida de sus hijos.

Los niños de dos años, por ejemplo, pueden hacer justicia a su temible reputación. Pueden ser agotadores y exasperantes, y los padres sienten con frecuencia que en lugar de criar un corderito están adiestrando un tigre. Los niños de dos y tres años parecen saber exactamente cuándo un berrinche dejará al padre o a la madre desconcertado e inseguro y socavará su autoridad. Niégueles un caramelo en la intimidad de su cocina y puede que lo acepten con apenas un murmullo. Haga lo mismo junto a la caja del supermercado y es posible que tenga que enfrentar el drama de gritos, pataleos y sentadas por parte de su astuto hijo de tres años, mientras una multitud le observa y evalúa su desempeño como progenitor. No es fácil para los padres —ni, por supuesto, para otros responsables del cuidado de los niños— saber cuándo, cómo y en qué grado aplicar la disciplina. Necesitan ser duros y también amorosamente tiernos, y saber cuándo es oportuno pasar de una actitud a otra. Es particularmente éste el caso cuando se trata de aplicar la disciplina a los adolescentes.

El cuidado y el control son los problemas en torno a los cuales la que suele considerarse "terrible adolescencia" presenta un desafío tan intimidante. De los adolescentes se piensa (a veces con justicia) que son para sus padres verdaderos dolores de cabeza en materia de disciplina. Tal vez *usted* sea uno de esos progenitores que esperan con aprensión el inminente advenimiento de la pubertad de su hijo. ¿Teme que la adolescencia sea un período en el que es probable que pierda la intimidad, el afecto y el grado de control deseables en la relación con su hijo o su hija? Si son éstas sus preocupaciones, se encuentra usted en buena compañía. Muchos padres las comparten. Sin embargo, las actitudes desafiantes y la indisciplina (así como otras manifestaciones perturbadoras) que se asocian con la adolescencia han sido muy exageradas.* Lamentablemente, los numerosos mitos tejidos en torno a esta fase del desarrollo pueden contribuir a que se produzcan los mismos hechos que se desean evitar.

Si los padres esperan lo peor, probablemente lo obtendrán. Demos a un perro (por así decirlo) un mal nombre, tratémoslo en consecuencia —moviéndolo o comportándonos con él con suspicacia— y muy probablemente provocaremos una reacción hostil y resentida que confirmará nuestra opinión originaria. Podremos decir entonces con buena conciencia: "¡Yo te lo había advertido!". Y si continuamos tratándolo de manera provocadora perpetuaremos una espiral de acciones y reacciones negativas: en el caso del adolescente, los problemas disciplinarios que anticipábamos.

Una infancia feliz y sin presiones —controlada con límites claros y no opresivos— proporciona el mejor de los cimientos de la autodisciplina en etapas posteriores de la vida, en especial durante los años difíciles de la adolescencia. Más importante es estimular a los niños para que *deseen* ser buenos que *hacerlos* buenos. Una disciplina totalmente ajena a las lágrimas puede no ser más que una aspiración piadosa, pero el abordaje correcto de la disciplina *puede* reducir a un mínimo las "aflicciones" que experimentan los niños (y con ellos los adultos)

* Véase mi libro *Living with the teenagers*.

18

durante el proceso de convertirse en miembros maduros de la sociedad (o padres maduros y confiados).

UN ENFOQUE POSITIVO DE LA DISCIPLINA

Para hacer cualquier cosa realmente bien, es preciso creer en ella. ¿Cree el lector en la disciplina? ¿Cree que es *realmente* necesario que los niños sean obedientes? La respuesta a estas preguntas depende enteramente de lo que se quiera decir con las palabras "disciplina" y "obediencia". Hay un lado positivo de estos términos, *pero también* uno negativo. Podría decirse que es regresivo —un retorno (¿una retirada?) a valores antiguos y estadios de educación de los niños— dar instrucciones por escrito sobre cómo promover la obediencia y dominar la desobediencia cuando ya nos adentramos en la última década de este siglo XX. ¿Es reaccionario interesarse en los problemas de la disciplina y la autoridad de los padres, y en aspectos conexos como la autodisciplina y el autocontrol, en estos tiempos "ilustrados" de crianza progresista y permisiva (algunos dirían *laissez-faire*)? La respuesta a esta pregunta —y me apoyo en los descubrimientos de que da cuenta la literatura existente sobre el desarrollo infantil y la investigación clínica— es un sonoro "¡No!". Ese interés sólo es reaccionario cuando el énfasis está puesto en la conformidad por la conformidad misma, en la obediencia como un fin en sí mismo, en vez de como *medio para alcanzar un fin*.

En otra época las clínicas de orientación infantil y, por cierto, los divanes psicoanalíticos para pacientes adultos estaban inundados de problemas que denotaban un excesivo control: inhibición neurótica, ansiedad, timidez y muchas otras variaciones sobre los temas de la represión o la supresión. Estos problemas no han desaparecido, pero sus dimensiones se han visto reducidas ante las dificultades que surgen del "subcontrol": excesos de adolescentes y adultos debidos al abuso de la droga y el alcohol; autocontrol deficiente de la ira; falta de escrúpulos en el caso de una variedad de acciones antisociales, que van desde el vandalismo y la violencia hasta la falta de cuidado de los niños y maltrato. También entre los niños parece haber un aumento de los problemas vinculados con la conducta antisocial y agresiva y los actos de delincuencia.

Son, sin duda, muchas las fuerzas sociales y económicas que han contribuido a la aparición de esta tendencia, pero hay buenas razones para creer que nuestras actitudes ante la educación de los niños desempeñan a este respecto un papel nada insignificante. Algunos críticos son mordaces en sus ataques a la moda que da en promover planes "centrados en el niño" que no les proporcionan a los jóvenes (según dicen) ni siquiera los rudimentos de la cultura humana; creen que los puntos de vista contemporáneos sobre la niñez y el cuidado de los niños no son aptos para cumplir la tarea de producir en ellos cualidades socialmente deseables tales como capacidad, cooperación, responsabilidad, sensibilidad social y conciencia moral. Si tales críticas son válidas, ¿será deseable o tal vez más eficaz un enfoque más severo, más restrictivo?

Si se leen viejos manuales sobre el cuidado de los niños, pronto se advierte que las modas, como un péndulo, se han movido ora hacia un lado, ora hacia el otro. De un modo confuso, a padres y madres se les ha aconsejado que hiciesen X; luego, tal vez al paso de una generación, X quedaba eliminado y era mejor hacer Y. En la actualidad podemos apoyarnos en investigaciones que nos proporcionan por lo menos ciertos elementos de prueba sobre la conveniencia y la eficacia de tal o cual enfoque, y sobre la influencia que ciertos estilos de ejercer las funciones de padre y de madre tienen sobre el desarrollo y el bienestar del niño. En última instancia, no obstante, la educación de los niños tiene mucho que ver con los valores, y éstos son un asunto muy particular que tiene que ver con las actitudes, las creencias y el estilo de vida de cada uno.

Lo interesante consiste en que las prácticas de educación más eficaces (en la medida en que estas cosas son mensurables) parecen representar un "dorado término medio" entre los *extremos* que las modas sucesivas sugieren. Por ejemplo, hasta hace unas pocas generaciones a los niños no se les otorgaba la libertad de expresarse y de mostrar su individualidad. Su conformidad con lo convencional se desarrollaba en gran medida a través del temor al castigo (que a menudo significaba castigo físico). Lamentablemente, no sólo se reprimían con severidad sus impulsos más violentos, sino también, con gran frecuencia (como lo expresa el psicólogo clínico Allan Fromme), su "imaginación creadora, curiosidad, expresividad intelectual y capacidad de gozar". A los niños no se les permitía compartir el mundo adulto en la misma medida en que ahora lo hacen. De muchas maneras (y en la mayoría de los hogares y de las aulas) se trataba de que a los niños se los viese pero no se los oyese.

Al producirse una reacción, los expertos (como suele ocurrir tan a menudo con los problemas propios del cuidado de los niños) tendieron a pasarse al otro extremo. Comenzó entonces, para muchos niños y sus progenitores, la "era permisiva". Hubo, por supuesto, muchas excepciones, pero surgió una actitud, rápidamente difundida —basada en gran medida en una interpretación errónea de las teorías de Sigmund Freud—, según la cual a los niños debía inhibírselos lo menos posible. Habían llegado hasta nuestro siglo, resonancias de algunas de las ideas de Jean Jacques Rousseau, y se acoplaron bien con las "nuevas" ideologías sobre el cuidado de los niños. A éstos se les otorgó entonces con vehemencia el derecho individual a la autoexpresión.

Con la llegada de este enfoque de la disciplina que se centraba en el niño, se descartó la vieja preocupación obsesiva por los hábitos ordenados y la obediencia infalible. Por desgracia, a muchos progenitores les pareció que la alternativa de las prácticas de crianza autocráticas y de mano dura implicaba adoptar, frente a tan seria cuestión, una actitud *laissez-faire* excesivamente idealista, y hay críticos que creen que estamos ahora recogiendo la cosecha de nuestras prácticas "permisivas" (véase la página 32). Sin duda, muchas madres pagaron, por liberar a sus hijos de la atmósfera opresiva de ayer, el precio de una nueva forma de opresión en la que cayeron ellas cuando se exageró la libertad. En el capítulo 6 volveré sobre este tema.

Allan Fromme señala que la buena disciplina tiene en

cuenta la *vida emocional* del niño, sobre la que ahora sabemos mucho más. Hemos llegado a apreciar que no podemos esperar que los niños adopten nuestros criterios adultos demasiado pronto o demasiado rápido sin hacerles daño; pero tampoco deberíamos esperar que se socialicen por sí mismos. Estamos, o deberíamos estar, mucho más dispuestos a permitir que los gocen del mundo especial de la infancia sin forzarlos a entrar en una edad adulta prematura. Pero esto no implica dejar de adiestrarlos positivamente o de fijarles límites. Significa, sí, abstenerse de imponer un régimen.

Este enfoque impone a los padres una gran carga, ya que requiere tolerancia e infinita paciencia, pero puede sacar lo mejor de los niños. Como espero demostrar más adelante, la inmensa mayoría de los más pequeños se inclinan a ser sociables, y no antisociales. La clave está en favorecer esa tendencia y en tenerlos real y verdaderamente del lado de uno.

EL OBJETIVO DE LA DISCIPLINA

Entonces, ¿qué es lo que se debe hacer? El punto de partida será volver a definir el objetivo de la disciplina, y aquí podemos tener en cuenta las palabras de Allan Fromme:

Idealmente, deberíamos ayudar al niño a desarrollar la capacidad de disciplinarse a sí mismo. Por autodisciplina entendemos guiar con buen juicio nuestros deseos e impulsos a través del complejo filtro de las convenciones, logrando así alcanzar el máximo grado de satisfacción personal y de aprobación social. En otras palabras, aprendemos a satisfacer las demandas de la vida en sociedad sin que nos resintamos en el plano personal. Esta es una exigencia muy grande, tan grande que puede decirse con seguridad que sólo logramos realizarla parcialmente en nosotros mismos, sin hablar de nuestros hijos. Sin embargo, esto es lo que a ellos tratamos de darles.

Espero haber sentado el punto de que no es necesario compartir la visión apocalíptica de los hechos difundida por los críticos más sombríos para creer que hay muy buenas razones por las cuales los progenitores *deben hacer cumplir ciertas* reglas. La cuestión está en que deben ser reglas *razonables*. Deben ser también esenciales:

- para la seguridad del niño (y posteriormente del adolescente), que debe aprender a evitar peligros;
- para la armonía dentro de la familia: un niño desobediente o un adolescente revoltoso promueven la infelicidad hogareña y la desarmonía entre los padres;
- para la vida social de la familia: los niños pequeños malcriados, consentidos, agresivos y destructivos no son bienvenidos en casa ajena, y contribuyen al aislamiento social de sus padres;
- para la capacidad del niño de concentrarse y obtener beneficio de la escuela, así como también para la autodisciplina requerida para alcanzar el éxito en el campo laboral que elija;
- para el bienestar de los niños y los adolescentes: es preciso que aprendan reglas, roles y habilidades para que desarrollen su autoestima y su autocontrol, atributos que son, en última instancia, liberadores, al mismo tiempo que signos de una creciente madurez;
- para el bienestar de la comunidad en donde residen: una sociedad sin reglas o normas que rijan la buena conducta, las obligaciones mutuas y la cooperación tendría carácter brutal, y probablemente su vida no sería larga.

Muchos de los problemas disciplinarios más preocupantes de la niñez y la adolescencia se vinculan con las normas *morales*, y cuando los niños infringen estas reglas los padres se perturban particularmente. A los niños se les prohíbe mentir, robar, engañar y hacer daño a los demás. No siempre podrá usted estar cerca (ni querría tampoco estarlo) para vigilar a su hijo. En algún momento su voz y otras voces que hablan por la sociedad deben incorporarse a la psique del niño, de modo que lo que él obedezca sea la voz de su conciencia.

A través del aprendizaje los niños adquieren no sólo el código moral de sus progenitores sino también una disposición a obrar de acuerdo con las reglas. En lo que se refiere a las primeras órdenes y prohibiciones sobre las cuales (entre otras cosas) se funda la conciencia, es evidente que algunos niños las acatan con mayor facilidad y persistencia que otros, y que algunos padres las transmiten con mayor eficacia que otros.

Quizá le sorprenda saber que pueden reconocerse cuatro componentes de la conducta moral:

- *la resistencia a la tentación*, que es el mecanismo de freno ante la mala conducta, aun cuando aquella resistencia no produzca finalmente sus efectos;
- *la culpa*, el agudo malestar emocional que provoca la transgresión de las normas y conduce a la confesión, la reparación o la autoinculpación;
- *el altruismo*, que se manifiesta en actos de bondad, generosidad, amabilidad y servicio a los demás;
- *el sentido de lo moral* y *las creencias morales*, expresiones que cubren todo lo que la gente piensa y dice sobre la moralidad, incluyendo su disposición a culpar a otros que obran mal.

Algunos niños mayores y algunos adultos son muy morales en todos estos aspectos, y otros poco o nada morales en todos ellos. Muchas personas se concentran en algunos componentes particulares de la conducta moral. A ciertos niños les resulta más fácil que a otros resistirse a la tentación; algunos progenitores favorecen el desarrollo de una conciencia firme en sus hijos con mayor eficacia que otros (véase la página 73). Cuando se trata de la disciplina, lo importante es comenzar lo que se intenta continuar.

2
El comienzo

Debe usted comenzar a desarrollar su "filosofía" de la disciplina desde el nacimiento mismo del niño. Si lo posterga hasta que su hijo tenga dos o tres años, es porque piensa inconscientemente que la disciplina es algo desagradable y no una forma *positiva* de proporcionarle al niño una dirección y prepararlo para la vida.

Orientación número 1: El mejor momento para comenzar es el primer momento

Si usted tiene dudas y no sabe qué línea seguir, o cuándo empezar, forma usted parte de una multitud de padres. La palabra "disciplina" debe ser una de las que mayor carga emocional tiene en cualquier idioma, y las discusiones sobre el tema nunca dejan de encrespar los ánimos. Es, por cierto, uno de los términos peor entendidos, y por consiguiente conduce a desacuerdos, incluso (o quizás especialmente) entre los llamados expertos.

Muchos padres, para quienes la palabra disciplina tiene la mala connotación de castigo o represión, temen disciplinar a sus hijos desde pequeños. Les preocupa la posibilidad de hacerles daño o de perder su afecto. Esto es lamentable, ya que la disciplina es, o debería ser, un proceso positivo de formación y de conducción por parte de los padres que ayuda a los niños y adolescentes a encontrar una relación positiva con el mundo exterior a la familia.

Tal vez le ayude pensar que la disciplina es un medio que empleamos para alcanzar un fin, y *no* un fin en sí misma. En lo esencial, disciplinar equivale a guiar al niño a través de los bajos y los rápidos de la vida, mediante el ejemplo y la orientación, y con el estímulo que favorece el crecimiento y el desarrollo. Un discípulo es aquel que voluntariamente aprende de otro o sigue a un líder. Pero el niño no es alguien que se someta voluntariamente a los procesos de la disciplina, sino alguien que participa en ellos a veces con reticencia. Los padres y maestros son los líderes, y del niño se espera que les obedezca porque saben qué es lo que conviene al individuo y a la sociedad para la que se lo prepara o —como dirían algunos— se lo adapta.

Las palabras "se lo adapta" sugieren las razones de la desobediencia. A los niños, a medida que crecen y se los socializa, se les obliga a renunciar a muchas cosas placenteras —entre ellas, y no es lo menos importante, a parte de su individualidad— en aras de principios que no siempre se les explican con claridad, o que pueden resultar oscuros aun para las personas que les piden que obedezcan. Si hay algo que ha cambiado en la actitud de los teóricos modernos con respecto a la disciplina y la obediencia, *no* es la cuestión fundamental de si la disciplina es necesaria, ya que prácticamente todos coinciden en que alguna disciplina es indispensable. Los cambios conciernen al *cómo* disciplinar y las razones que justifican exigir obediencia a ciertas reglas. El cambio en los modos como disciplinarse se ha mostrado sobre todo en la erosión gradual de los métodos absolutistas, autoritarios y punitivos. Muchos padres se han vuelto más democráticos en el modo de tratar a sus hijos. Han relajado un poco sus demandas de obediencia absoluta a las reglas, y no piensan que se rebajan por el hecho de fundamentar sus órdenes y prohibiciones.

Lamentablemente, la conducta del niño puede ser malentendida o mal interpretada a través de lo que se denomina "atribución" defectuosa. Algunos padres atribuyen ideas, deseos o motivos incorrectos o erróneos a sus hijos. Por ejemplo, aunque los bebés lloran por todo tipo de razones —hambre, dolor, incomodidad y sensación de soledad— *no* lloran para "molestar" a sus padres. No obstante, así es como a veces se interpreta el llanto de los bebés: el bebé se está portando mal; al portarse mal se le castiga; a mí, cuando era niño, me castigaban con una bofetada; por consiguiente, le doy una bofetada a mi hijo. Esto es totalmente erróneo y peligroso, porque una atribución errónea conduce a una retribución injusta. En la primera infancia la disciplina es guía *positiva*, establecimiento de reglas y rutinas. Los castigos (por desgracia) llegan, pero deben llegar más tarde.

Orientación número 2: Elabore su propia estrategia general de disciplina

EL ESTABLECIMIENTO DE REGLAS Y VALORES RAZONABLES

Ambos padres deben reflexionar sobre sus actitudes frente a la disciplina y discutirlas a fondo. Es importante que presenten un *frente unido*; sólo ustedes pueden decidir cuáles son los valores (y las reglas, rutinas y criterios que bajo ellos subyacen) que tienen importancia en su familia, y en los cuales por lo tanto vale la pena insistir. No se pongan en la situación en la que uno de ustedes tenga que ser "el malo" mientras el otro es siempre "el bueno".

Si no pueden coincidir en materia de disciplina, el hijo percibirá pronto las diferencias de perspectiva y acabará con su tranquilidad. Si el padre trata de imponer buenos modales en la mesa mientras la madre argumenta: "¿Qué importa, mientras coma?", o la madre trata de establecer un horario razonable para que el niño se vaya a dormir mientras el padre dice: "Media hora más no le va a hacer ningún daño", las comidas y la hora de acostarse se convertirán muy pronto en ocasiones de conflicto. Los niños aprenden muy pronto la divisa "divide y vencerás".

Lo mismo se aplica al padre o la madre que viven solos con su prole, si son incoherentes. Como mostraré más adelante, el niño puede explotar la parte del progenitor que está agotada y desea seguir "el camino más fácil", para oponerla a la otra parte que desea adoptar una posición firme sobre alguna importante cuestión de principios.

Hay tres problemas que usted deberá resolver en diferentes edades y fases del desarrollo de su hijo, e implican los siguientes interrogantes:

¿Qué expectativas debo tener? ¿Qué reglas son importantes para mi hijo en esta fase de su desarrollo? ¿Qué requerimientos, basados en estas reglas y expectativas, puedo hacer de una manera razonable?

¿Por qué elijo estos requerimientos en concreto? ¿Tienen sentido? Debo acordarme de incluir estímulos y requerimientos positivos, y *no* sólo una serie de "no hagas" y "no debes". ¿Tienen por propósito la *seguridad* de mi hijo, su *tranquilidad mental* y su socialización, o sólo *mi conveniencia?*

¿Cómo voy a fomentar la aceptación de estos requerimientos y reglas? y, si ello fuere necesario, ¿cómo voy a imponerlos?

La cuestión del *qué* nos lleva a la siguiente orientación:

Orientación número 3: Tenga claro cuáles son sus prioridades

Puede usted clasificar la conducta de su hijo de acuerdo con un código que incluya tres colores: verde, ámbar y rojo.

- *Verde* indica "adelante" y corresponde al tipo de conducta que usted quiere de sus hijos, las acciones que usted siempre se acuerda de alabar y estimular: que compartan los juguetes con otros niños, quizás, o que se vayan a dormir sin hacer demasiado alboroto. A medida que sus hijos crezcan, probablemente querrá usted ayudarlos a desarrollar

28

una visión más altruista del mundo, y les señalará entonces que sus derechos tienen que equilibrarse con los derechos de los demás (incluso con los derechos de sus padres). Si usa usted el verde con coherencia, les habrá inculcado la idea para el momento en que vayan a la escuela.

- *Ambar* indica "precaución" y corresponde a la conducta que usted no estimula pero tolera porque su hijo está todavía aprendiendo y cometiendo errores: cosas como hacer hoyos con su pala en el cuidado césped del jardín o tirar los juguetes de uno a otro lado de su cuarto en un momento de furia. Cualquier situación de tensión, como una mudanza, una enfermedad o un problema familiar serio puede ser motivo para que el niño retroceda temporalmente en su conducta. Muestre comprensión si repentinamente su hijo comienza a mojar la cama o a llorar para que vayan a prodigarle atención tras una pesadilla nocturna.

- *Rojo* significa "¡alto!" (¡No! ¡No!) y corresponde a una conducta que requiere ser reprimida tan pronto como sea posible. Obviamente, todo lo que puede ser peligroso para el niño, o para otros, entra en esta categoría: salir corriendo a la calle, subir la valla de las vías del tren, morder al hijo del vecino.

En el capítulo 10 consideraré las prioridades que conciernen a los niños más grandes y a los adolescentes.

En el caso de los niños pequeños, enseñarles a obedecer las reglas requiere poner en claro tres cosas:

- ¿Sabe el niño *qué* ha de hacer?
- ¿Sabe *cómo* hacerlo?
- ¿Sabe *cuándo* ha de hacerlo?

Orientación número 4: Elabore las "reglas de la casa"

No haga una larga lista de reglas tan sólo por tenerlas; asegúrese de que satisfacen un propósito: favorecer la seguridad, el bienestar y el progreso regular (no rápido) de su hijo hacia la madurez. Hágase las siguientes preguntas:

- ¿Son necesarias estas reglas?
- ¿Son simples?
- ¿Son justas?
- ¿Las comprende mi hijo (hija)?
- ¿Sabe lo que ocurrirá si las infringe?
- ¿Aplico con justicia esas reglas? ¿Lo hace también mi pareja?

Puede ser útil, cuando el niño es mayor, formular por escrito las *reglas de la casa* (las "órdenes vigentes") y colgarlas en la pared de la cocina o en algún otro lugar. Es frecuente que los padres tengan una *regla general* que por razones de conveniencia y seguridad debe cumplirse todos los días. Esto requiere una proporción razonable de respuestas de obediencia a los requerimientos, instrucciones y órdenes de los padres. Probablemente esté usted haciéndolo muy bien con los niños de alrededor de dos años si consigue que le obedezcan entre el 50 y el 70 por ciento de las veces.

Aunque hay excelentes razones para requerir que los niños pequeños obedezcan a sus padres, éstos *no* deben pedirles nada que no sea razonable. Algunas demandas o peticiones son razonables y justas, pero otras puedes no serlo debido a que no contemplan el derecho del niño a que se tomen en cuenta sus necesidades y puntos de vista, o bien porque son inapropiados a su nivel de desarrollo. Pedirle a un niño que se vista es razonable si el niño tiene siete años, pero no si tiene dos. Al plantearle demandas a un niño, debe usted asegurarse de que la petición sea apropiada para su edad y capacidad y de que usted no espera demasiado.

**Orientación número 5: Restrinja sus solicitudes
y demandas a las que son**
- **razonables y justas;**
- **apropiadas a la edad y habilidad de su hijo**

Si tiene usted dudas sobre lo que es apropiado para un niño de determinada edad, solicite el consejo de su médico, de un psicólogo infantil o de alguna otra persona indicada, o bien consulte a otros padres, en particular a aquellos cuyos hijos son algo mayores que los suyos. No olvide que hay muchos buenos libros sobre el desarrollo infantil (véase la Bibliografía).

Muchos progenitores —como parte de sus "órdenes vigentes"— insisten en los buenos modales. No es ésta una meta trivial o anticuada cuando se trata de la educación de los niños. Después de todo, decir "por favor" y "gracias", ofrecer una ayuda, cederle el asiento a una persona de edad o enferma, son los signos externos y visibles de que sentimos que las demás personas también cuentan. Las acciones pueden ser insignificantes consideradas en sí mismas, pero lo que muestran en materia de *consideración por los demás*, tanto si son amigos como si son extraños, es muy importante. Sin un código de modales que cuente con la aceptación general la vida se volvería desagradable, de modo que los padres necesitan transmitir este código a sus hijos.

La mejor manera de enseñarle a su hijo buenos modales es el ejemplo coherente. Si ve usted que una madre le grita a su hijo: "¡Eh, tú, métete adentro!", no le sorprenderá descubrir que el niño tiene pésimos modales. El padre que se abre camino a codazos para ponerse al principio de una cola, arrastrando tras de sí a su hijo pequeño, producirá probablemente el tipo de niño que empuja a otros para abrirse camino y conseguir más caramelos.

Si usted trata a los demás, e incluso a su hijo, con consideración, será muy poco lo que precise en materia de enseñanza formal de los modales. Por supuesto, tendrá que estimular, recordar y explicar en ocasiones. Los niños comienzan siendo pequeños seres centrados en sí mismos y no piensan normalmente en los demás. A medida que crezcan y se identifiquen con usted, desearán copiar su estilo de conducta. Por supuesto, no esperará usted el quinto o sexto cumpleaños de su hijo para hablarle de los buenos modales. Esta enseñanza va de la mano con la del lenguaje ("No te olvides de decir 'gracias' "), la del autocontrol ("No lo cojas sin permiso. Pídelo por favor"), la de las habilidades sociales ("Dile 'hola' a la tía. Ella te ha dicho 'hola' "), la de los buenos modales en la mesa ("Mastica con la boca cerrada y no seas glotón"), etcétera.

LA EDUCACION SOCIAL

Los padres y los maestros juzgan por lo general la conducta de los niños considerando si se adecua a los criterios usuales —morales, emocionales, sociales e intelectuales— establecidos por la sociedad en la que viven. Tienen una imagen del tipo de persona que el niño debiera ser y de la sociedad para la cual se lo prepara, y se proponen civilizar al "bárbaro" que todavía está gobernado por sus deseos y sus emociones, para que se convierta en esa persona. Si fracasa al ajustarse a la norma, o lucha intensamente contra ella, tendemos a pensar que está mal adaptado. Esto constituye un problema para los padres liberales. Lo último que desean hacer es sofocar y destruir la individualidad del niño. Afortunadamente, hay pocas probabilidades de que esto ocurra, excepto en casos extremos. La conformidad servil no es lo que queremos de un niño. Pero éste no aprenderá cómo debe sentir y comportarse, qué es lo que debe valorar, si no renuncia a hacer tan sólo aquello que le apetece. Es obvio que a menudo chocará con los adultos que están preparándolo para la vida.

No obstante, aunque con frecuencia los niños actúan de modos que parecen irrazonables y perturbadores para sus mayores, desde el punto de vista infantil la conducta de los adultos a menudo es igualmente irrazonable e incomprensible. Una madre insiste en que su hijo pequeño se vaya a dormir a cierta hora, a pesar de las protestas del niño, porque sabe que éste necesita un número determinado de horas de sueño para mantenerse sano y vivaz; pero desde el punto de vista del hijo, lo que la madre hace es obligarle a abandonar su juego, que le divierte, y separarlo del resto de la familia sin ninguna razón. La nena que le pega a un destructivo hermanito menor que le rompe los juguetes y se encuentra con que es ella la que recibe la regañina, se siente herida y enfadada. La "mala" conducta puede ser una reacción furiosa ante la conducta de los adultos, que está más allá de la comprensión del niño.

Un estudio de unas 2000 familias británicas efectuado por el psiquiatra Michael Rutter mostró que casi todas mencionaban un cierto número de formas indeseables de conducta en sus hijos, pero los padres variaban en cuanto a la cantidad de "mala" conducta que podían tolerar. Algunos padres fingen mejor que otros que no ven lo que no quieren ver. Los profesores, que tienen que trabajar con grupos grandes de niños y adolescentes, suelen considerar que los jóvenes agresivos o perturbadores son un problema y a pasar por alto a los que permanecen en silencio y apartados porque, según dicen, se "portan bien". Sin embargo, el psicólogo podría preocuparse ante el niño inusualmente sumiso o dócil. Cualquiera que sea la dirección que tomen estos problemas (con frecuencia resultado de una disciplina defectuosa), estos niños —ya sean excesivamente enérgicos o demasiado dóciles— muy pocas veces son felices.

A decir verdad, la felicidad es una palabra un tanto traicionera cuando se trata de la educación de los niños. Algunos padres, al querer hacer felices a sus hijos, ceden ante ellos y les proporcionan todo lo que piden. Otros actúan así porque, de manera equivocada, quieren compensar las desventajas que ven en su hijo. Esta política tiene por lo general un efecto contrario al que se pretende. Haim Ginott comenta:

> La felicidad... no es el final del camino; es un modo de viajar. La felicidad no es un fin en sí misma. Es un subproducto de trabajar, jugar, amar y vivir. La vida, nece-

33

sariamente, implica un lapso de espera entre el deseo y su satisfacción, entre el plan y su realización. En otras palabras, implica frustración y la tolerancia de la frustración.

Hay otro mito popular: mientras usted ame a su hijo todo marchará bien; la naturaleza seguirá su curso, el brote se tornará pimpollo y el pimpollo se abrirá. Si la idea de la suficiencia del amor conduce a descuidar la educación social, lo probable es que la pequeña planta —para continuar con la metáfora— se marchite.

Orientación número 6: La felicidad y el amor (solos) no bastan; es esencial una educación

Es importante tomarse tiempo para educar y enseñar al niño los hábitos esenciales. Si los padres no lo encuentran, se verán obligados a perder más tiempo aún en riñas y correcciones en una fase posterior.

El respeto por las reglas y un grado razonable de aceptación de las normas no es algo que "se produzca" simplemente porque en el hogar reina una atmósfera placentera. La conformidad de la conducta a ciertas situaciones específicas o particulares es más probable que dependa de las sanciones que los progenitores asocian a estas situaciones en concreto que de la relación general entre padres e hijos. Las minucias de la disciplina merecen una gran atención.

No obstante, los principios generales relativos a las relaciones humanas se aplican también aquí. Un vínculo afectuoso alimenta los esfuerzos del niño por aprender. Casi puede considerarse como ley de la naturaleza humana que el castigo conduce al autocontrol sólo cuando el niño está del lado de la persona que le castiga.

El primer paso y el más decisivo, cuando se trata de educar a los niños para que se conviertan en seres sociales, tiene lugar cuando ellos desarrollan una *disponibilidad* a actuar como se les indica. Lo que aprendan dependerá del contenido de las demandas de sus padres, pero la *disposición* inicial a complacer puede ser crítica desde el punto de vista de la eficacia de todos los intentos posteriores de disciplina y de educación social.

Lejos de ser antagonistas de los requerimientos de la sociedad —como lo han supuesto muchos teóricos—, los niños están genéticamente inclinados hacia lo *social* y a desplegar conductas sociales. Esto no debe sorprendernos: los seres humanos han evolucionado como especie social. La familia es un microcosmos de la existencia social para la que nuestros jóvenes se hallan pre-adaptados. Así, pues, la disposición a la obediencia, y a la socialización en general, es el producto de un desarrollo social adecuado más que el resultado de un régimen educativo riguroso y duro.

Muchos padres que tienen que vérselas con un niño díscolo podrán sorprenderse al oír esto, pero, como ha afirmado la psicóloga del desarrollo Mary Ainsworth:

> Está claro que, a medida que el niño madura, se requerirá una intervención creciente de los padres. El niño no se adaptará "naturalmente" a todas las reglas de sus progenitores o de la sociedad, por más benévolo que sea el ambiente hogareño. Lo que nos preocupa es la disposición inicial a complacer, y ésta parece ser un "emergente natural".

¿Qué significa entonces todo esto? Sabemos que la mayoría de los niños *están* dispuestos a complacer. Pero usted puede facilitar el proceso si muestra amor y aprecio: esto les ayudará a interiorizar las orientaciones que les proporcione.

Orientación número 7: Muestre su afecto y favorezca el amor y el respeto de su hijo

Naturalmente le será difícil al niño —el recipiente del amor de los padres— apreciar el afecto y responder a él a menos que éste se *exteriorice*. La disciplina sólo será efectiva si existe un vínculo mutuo de afecto y de respeto entre los padres y el niño.

Si los niños temen que sus padres dejen de quererlos cuando se portan mal, pronto captarán la idea de lo que *tienen* que hacer. La idea de lo que *deberían* hacer es más sutil y sólo llegarán a ella si quieren a sus padres y confían en ellos lo suficiente como para querer ser como ellos. Cuánto más afecto haya entre ambos, mayor atención pondrá su hijo en todo cuanto usted le diga. No deje de expresar con claridad que, por más disgustado o desanimado que usted se encuentre ante algo que él haya hecho, será sólo por esa actitud que no le gusta. A usted puede parecerle obvio que no ha dejado de querer a sus hijos, pero no lo es para ellos, en especial si ha adquirido el hábito de decirles "Te has portado mal. Ya no te quiero".

INTERIORIZACION Y AUTODOMINIO

Los padres no pueden estar siempre presentes para decir lo que está bien, para recordarles a los hijos cuáles son las reglas o asegurar su cumplimiento. De modo que los "indicadores" del buen juicio y las reglas que tienen verdadera importancia deben llegar a inculcarse de tal modo que los niños tengan su propio criterio y una conciencia que les "recuerde" lo que está bien y lo que está mal. La autodisciplina empieza a asumirse, los niños llegan a portarse cada vez mejor, aun cuando no haya nadie presente para indicarles lo que deben hacer.

Naturalmente, todo esto no pasa de la noche a la mañana. Viene primero el apego del niño pequeño a sus padres: un vínculo creciente de afecto, respeto y lealtad. Los padres que alimentan este vínculo son las personas más importantes en el mundo del niño, y los toma como *modelos* con los que se identifica y a quienes imita.

Cuando los padres critican o desaprueban lo que hacen sus hijos si está mal, el hecho de que sus hijos les quieran y les respeten pone a los niños *del mismo lado* que su padre y su madre; esto significa que tomarán en serio lo que se diga, y los emularán comenzando a criticar su mala conducta *ellos mismos*; incorporan el juicio sobre lo que es conducta inaceptable ("interiorización"), un paso en el camino que lleva a formar una conciencia.

¡Y qué paso tan importante es éste! El ajuste a la sociedad (adaptación) comienza a producirse cuando los niños tratan de restringir sus impulsos porque saben que otros los desaprobarán. La niña quiere coger de la cocina unos dulces pero no lo hace porque sabe que le traerá problemas. El niño puede sentir muchas ganas de no ir un día a clase y quedarse a jugar con sus amigos, pero el pensamiento de que los padres lo desaprobarán pesa en él más que la tentación de unas horas de diversión.

Los niños que se sienten apartados por el rechazo de los padres, no queridos como efecto de un castigo continuo y severo, no se identifican con el punto de vista de sus mayores cuando se les aplica la disciplina y por consiguiente es menos probable que estén con las críticas que se les hacen y que "interioricen" el juicio.

La interiorización de reglas, valores y juicios es una parte importante del desarrollo social y moral. Por una parte están las reglas convencionales de las buenas costumbres y la conducta correcta; por otra las reglas que conciernen a la amabilidad y el respeto por los demás, a mantener las promesas, a ser honesto, etcétera. Estos últimos aspectos son morales. Como lo expresa el psicólogo Derek Wright:

> Si encontramos que las reglas de una determinada actividad no nos gustan o nos resulta imposible cumplirlas, podemos, por lo menos en principio, dejarla y jugar otro juego. Por más desagradables y difíciles que sean las reglas morales, aquí no podemos abandonar... Las

reglas morales tienen un carácter fundamental, puesto que se refieren al mantenimiento de, por ejemplo, la confianza, la ayuda mutua y la justicia en las relaciones humanas. A menos que estas cosas existan en cierta medida se hace virtualmente imposible continuar cualquier actividad social. Las reglas morales constituyen el patrón mediante el cual evaluamos las reglas de cualquier actividad particular. No sorprende, por consiguiente, que aunque las convenciones y costumbres varíen ampliamente de una sociedad a otra, los principios morales básicos se mantengan.

En el proceso mediante el cual el niño llega a actuar de acuerdo con las reglas y los valores de la sociedad, llegando eventualmente a convertirse en un miembro de la comunidad que sabe autocontrolarse, uno de los primeros pasos es el desarrollo de la *autocontención*. Los niños aprenden a autocontenerse como parte del proceso de aprender los valores y las actitudes de la sociedad en que habrán de moverse. Comienzan a asociar ciertas acciones prohibidas y situaciones peligrosas —salir corriendo a cruzar la calle o quitarle el juguete a otro niño— con la desaprobación o el castigo, de modo que los evitan; temen enfadar a sus progenitores o hacerse daño. Los niños, y posteriormente los adolescentes, tienen que aprender a ponerles un freno a sus impulsos, a dominar sus deseos. Usted puede ayudarles.

Orientación número 8: Póngale límites a su hijo

ESTABLECER LIMITES

Si los padres ponen límites firmes a sus hijos, éstos crecen mejor adaptados, con mayor autoestima, que aquellos a los que se les permite salirse con la suya y comportarse como lo deseen. ¿Qué quiero decir cuando digo "límites"? Tengo en la mente *aquel punto* más allá del cual los progenitores ya no son flexibles, no les permiten a sus hijos cierto grado de libertad, no se sienten dispuestos a pasar por alto o no dar importancia a errores o faltas. En esencia, dicen: "Más allá de este punto *no puedes* ir!". Puede tratarse de un límite marcado teniendo en cuenta la seguridad del niño pequeño ("*No* puedes pasar la puerta del jardín"); puede tener que ver con el bienestar del adolescente ("Harás una hora de deberes" o "Tienes que decirme con quién sales y dónde estarás").

Tal vez los niños hagan un escándalo cuando se les impongan límites y se insista en ellos, pero es un hecho comprobado que se dan cuenta de que sus padres se muestran firmes porque se preocupan por ellos (véase la pág. 145). Saben, en su fuero interno, que no pueden resolverlo todo solos. Necesitan saber que alguien se hace cargo de sus vidas y entonces pueden construir apoyándose en una base de seguridad y certeza. Los niños que siempre se salen con la suya interpretan la permisividad como indiferencia. Sienten que nada de lo que hacen es suficientemente importante como para que sus padres se preocupen por ellos. De modo que aun si usted debe soportar algunas lágrimas y enfados, no permita que esto le inhiba.

También aquí, como siempre, debe buscarse un equilibrio. Algunos padres pueden excederse en las restricciones, estableciendo estrechos límites "victorianos" en lugar de límites razonables. Este es el punto en el que los valores e ideas que usted tenga sobre cómo preparar a los hijos (es decir, guiarles y enseñarles) para la vida necesitan ser elaborados con claridad y comunicados a los menores en forma de razones. Cuando los niños se exceden en el autodominio, surgen problemas que pueden a veces afectar su futura felicidad. Si están exclusivamente ligados a padres dominantes que fijan patrones demasiado altos y se sienten profundamente "heridos" cuando sus hijos no logran vivir de acuerdo con ellos, es probable que adquieran una conciencia tan severa y restrictiva que se dañe su espontaneidad y su vida emocional y no puedan usar buena parte de su energía creadora. Tal vez encuentren difícil adaptarse o transigir y se les considera por lo tanto demasiado inflexibles. Si tienen padres demasiado protectores, siempre preocupados y temerosos, pueden llegar a no desarrollar la confianza que precisan, y convertirse en personas tímidas y timoratas, incapaces de asumir responsabilidades y que siempre buscan a otros para que tomen la iniciativa.

Una orientación suplementaria a la fijación de límites para los niños podría ser: "Que el padre se fije sus propios límites". Si lo hace, sus mejores intereses y los del niño deberían coincidir. Mary Georgina Boulton afirma que las mujeres que tienen hijos en edad preescolar, para sentir que controlan su vida y poder cumplir sus tareas, precisan crear una estructura que se lo facilite. Uno de los modos de hacerlo es imponiendo límites, tanto *temporales* como *espaciales*, que ni los niños ni el cuidado de los niños deben sobrepasar. Boulton cita a R.V., una madre de tres niños pequeños que creó un límite de tiempo:

> Me gustaría dedicarles más tiempo. En lugar de dejarlos con alguien por la tarde, me gustaría poder hacer algo con ellos. Pero pienso que si no me doy un respiro, acabaré perdiendo el control y el buen humor. La siesta de mis hijos es, por eso, muy importante *para mí*. Cuando los levanto nos vamos al lago y les damos de comer a los patos, o visitamos amigos. Pero ese respiro es importante *para mí*.

N.L., una madre de dos niños, puso límites territoriales:

> El salón es la habitación a la que no deben llevar sus juguetes. Durante el día generalmente está cerrado, porque es el lugar que nos gusta mantener limpio por si viniera alguien que no quiera estar enterrado entre los niños hasta la rodilla.

Muchas mujeres han conseguido su objetivo ordenando las tareas del cuidado de los niños mediante *rutinas* (véase la página 55), otro ejemplo que muestra que lo que es bueno para el niño puede serlo también para el padre.

Los niños atraviesan un período en el que están totalmente centrados en sí mismos. Durante un tiempo son "egocéntricos": sólo parecen interesarse en ellos y en su propio punto de vista. Cuando el niño de dos o tres años le pide infinidad de cosas a su madre, no es consciente de su agotamiento. Cuando pellizca a su hermano menor, parece indiferente al sufrimiento de éste. No se preocupe: este tipo de comportamiento es normal en cierta etapa del desarrollo de los niños, pero por lo general lo dejan atrás cuando crecen.

Cuando su hija pequeña se comporta con egoísmo no está tratando deliberadamente con desconsideración los sentimientos de otra persona, sino que simplemente no tiene conciencia de esos sentimientos. En ese momento sólo puede ver las cosas desde su propio punto de vista. El mundo de un niño pequeño está centrado en él. No hay distinción entre "yo" y "las otras personas", de modo que el niño no se da cuenta de que el mundo exterior no forma parte de él.

Cuando empieza a hablar, utiliza dos tipos diferentes de discurso: el *discurso egocéntrico*, una especie de monólogo, que produce cuando parlotea sin preocuparse por saber a quién le habla o incluso si alguien la escucha, y el *discurso socializado*, un signo de creciente madurez y descentramiento, que ocurre cuando trata de mantener una conversación, reaccionando ante lo que la otra persona dice. Muchos de los accidentes hogareños que sufren los niños cuando comienzan a explorar el medio inmediato de su casa ocurren porque no saben lo suficiente como para darse cuenta de lo que ocurrirá si, por ejemplo, ponen sus manos en un rosal o recogen una brillante astilla de vidrio. Pero otros accidentes ocurren a causa de su tendencia egocéntrica de creerse invulnerables. Por ejemplo, un niño puede sentirse tan fascinado contemplando un automóvil que retrocede para entrar en el garaje que no llegue a darse cuenta del peligro que significa permanecer en el recorrido del coche.

Verá usted el desarrollo gradual de una postura menos autocentrada en el juego de su hijo. Si juega en armonía con otros ya habrá tomado conciencia de ellos como personas iguales a él, con sentimientos y derechos que han de ser reconocidos y a los que será preciso adaptarse. Tiene que abandonar su egocentrismo y empezar a desarrollar un punto de vista más altruista. Puede usted oír los prenuncios de la voz interna del altruísmo cuando su hijo de tres años dice cosas como éstas: "Está bien, está bien, todavía no te tocó; ahora te toca a ti, súbete al columpio" o "Bueno, yo saco el perro la próxima vez; esta vez sácalo tú". Puede usted facilitar (y el "facilitar" es una "técnica" disciplinaria) esta tendencia prosocial si recuerda nuestra siguiente orientación:

Orientación número 9: Trate de estar lo suficientemente cerca como para estimular a su hijo en los esfuerzos que realiza para aprender cómo manejarse en la vida

Rudolf Dreikurs ha observado que el estímulo implica tener fe en el niño *tal como él es,* no en su potencialidad. Los niños se portan mal cuando se les desanima y creen que no pueden tener éxito utilizando medios útiles. Necesitan el estímulo como la planta necesita el agua, en especial cuando se les orienta hacia acciones *prosociales*.

Definamos primero lo que queremos decir cuando hablamos de conductas prosociales (altruistas). En términos generales la expresión abarca acciones tales como consolar, ayudar, compartir, alentar y defender. Los niños menores de tres años pueden mostrar ciertas formas de comportamiento prosocial, sobre todo cuando han pasado los veinte meses (aproximadamente). Se ha observado que en una fase posterior —por ejemplo, entre los niños que tienen cuatro y cinco años de edad y pertenecen a grupos preescolares— comparten, ayudan o consuelan aproximadamente una vez cada diez-doce minutos. Los niños y las niñas muestran aproximadamente el mismo porcentaje de conducta prosocial. Aunque los niños pequeños (digamos, entre dieciocho meses y seis años) suelen pelearse a menudo (como lo veremos en el capítulo ocho), pueden percibirse acciones prosociales en aproximadamente un diez-veinte por ciento de todos sus contactos sociales.

Un estudio de los informes presentados por madres de niños de entre cuatro y siete años a lo largo de un período de cuatro semanas indicaba que se producía un acto de ayuda (excluyendo las obligaciones regulares) aproximadamente una vez por día. En este sentido, los niños no diferían de las niñas. Era raro que las madres no respondiesen cuando observaban un acto de ayuda realizado por su hijo. La gran mayoría de estas acciones eran "recompensadas" verbalmente, agradeciendo o alabando, o físicamente, mediante sonrisas o abrazos. Si los niños no colaboraban (cuando sus madres pensaban que la colaboración era apropiada), era raro que ellas consintieran esa conducta negligente.

La investigación de Jerome Bruner, un eminente psicólogo del desarrollo infantil, demuestra cuán importante es *el juego* como vehículo para la enseñanza de las convenciones que rigen la comunidad a la que pertenecen los niños. De modo que busque las oportunidades de jugar con su hijo y también la ocasión para, de vez en cuando, observarlo mientras juega con otros niños. Los niños de tres años (por ejemplo) pueden ser sumamente perceptivos y sensibles a la buena acción que representa cooperar y compartir, pero puede resultarles difícil volver a estas condiciones después de, por ejemplo, una pelea. Con frecuencia puede usted volver a ponerlos en el camino correcto sugiriendo que monten en el triciclo por turno o que jueguen a la casita juntos.

Cuando haga estas cosas, trate de no ser demasiado intrusivo. En todas las oportunidades en que su hijo muestre falta de egoísmo, disposición a colaborar o sensibilidad ante lo que otros niños sienten, recompénselo con palabras de alabanza y estímulo. Si se muestra egocéntrico, usted puede señalar las injusticias, las crueldades y las desconsideraciones que surgen de su limitada capacidad de sentir lo que otros sienten. Estimúlelo a que se ponga en el lugar de la otra persona, y para esto déle explicaciones y argumentos siguiendo la línea de: "¿Cómo te sentirías si...?".

Esta sugerencia nos conduce al tema del capítulo siguiente: la cuestión de cómo se usa la autoridad. ¿Se siente usted suficientemente seguro como progenitor, suficientemente a gusto con su autoridad como para usarla con empatía —esto es, con firmeza cuando la ocasión lo requiere, y con suavidad cuando lo apropiado es ser tolerante?

3
El problema de la autoridad

Un problema común de los adultos, tanto en el hogar como en el trabajo, es cómo ejercer la autoridad y cómo responder a ella. Los padres tienen (o deberían tener) autoridad sobre sus hijos y esto constituye tanto una responsabilidad como *una carga*. Lamentablemente, algunos padres eluden ambas cosas.

He visto a muchos niños de aproximadamente dos años "dirigir" en un sentido amplio sus propias vidas, y aparentemente también las de sus padres, pero no parecían sentirse muy felices por este salirse con la suya. Los niños (y los adolescentes) son, por definición, inmaduros; necesitán y reciben con agrado la seguridad de un "aviso" por parte de sus padres —un sentido de autoridad que se expresa con justicia y amabilidad. Hay evidencias que indican que, en su condición de alumnos, también desean esto respecto de sus maestros.

LOS PADRES AUTORITARIOS Y LOS PERMISIVOS

Hay diferentes estilos de ejercer la paternidad y la maternidad. No todos ellos proporcionan ese aviso, ese control firme pero delicado del timón que es lo que le da al niño el sentido de seguir en una dirección. Como siempre, hay extremos. En uno de éstos, de acuerdo con la psicóloga Diana Baumrind, se encuentran los padres restrictivos o "autoritarios". Investigaciones minuciosas revelan que son aquellos adultos que intentan formar, controlar y juzgar el comportamiento y las actitudes de sus hijos de acuerdo con normas de conducta inflexibles, por lo general normas absolutas, determinadas a menudo por consideraciones teológicas. Estos padres valoran la obediencia como una virtud y favorecen medidas punitivas y el uso de la fuerza para coartar la voluntad en aquellos puntos donde las acciones o las creencias del niño entran en conflicto con lo que ellos piensan que es la buena conducta. Creen que debe adoctrinarse al niño según valores tales como el respeto por la autoridad, el trabajo y la conservación del orden tradicional. No estimulan una comunicación verbal en la que se escuche y se responda, porque creen que el niño debe aceptar sin cuestionarse lo que *ellos* (los padres) saben mejor.

¿Cuál es, en general, el efecto de un ejercicio tan rígido de la autoridad de los padres? Numerosos estudios sugieren que el dominio autocrático y estricto (esto es, antidemocrático) de los padres tiende a producir niños dóciles, carentes de iniciativa. Estos niños resultan ser más bien pasivos, descoloridos, faltos de imaginación y de curiosidad —y cargados, además, de timidez y de una sensación de ser inadaptados. Por lo general les falta confianza en sí mismos y la capacidad de actuar con realismo frente a sus problemas, y más adelante no logran aceptar las responsabilidades adultas (o lo hacen tarde). Además, suelen ser sometidos y obedientes, demasiado dispuestos, también, a apartarse de situaciones que consideran difíciles.

Por otro lado, unos padres extremadamente "permisivos" tratan de comportarse de una manera no-punitiva, tolerante y afirmativa ante los impulsos, deseos y acciones de sus hijos; tienden a consultar siempre con ellos las decisiones que han de adoptarse y a dar explicaciones de las reglas que imperan en la familia; a pedirles pocas responsabilidades en las tareas hogareñas y una conducta organizada; a presentarse ante ellos como alguien a quien puede recurrirse en busca de ayuda y compañía según lo precisen, en vez de un "agente disciplinario" activo que es responsable de moldear o alterar su conducta. Estos padres permiten que sus hijos regulen sus propias actividades en la medida de lo posible, evitan el ejercicio del control y no estimulan a sus hijos a que obedezcan normas que les llegan definidas desde afuera. Los padres demasiado permisivos siempre intentan utilizar la razón para lograr sus metas, en lugar de la autoridad manifiesta.

ESTILOS DE PATERNIDAD Y MATERNIDAD

Las investigaciones realizadas en el campo de las técnicas disciplinarias sugieren que los extremos de la permisividad y la restrictividad implican riesgos. En cambio, se advierte que una cierta mezcla de permisividad y de uso de la fuerza para asegurar la vigencia de la norma, combinadas con amor y estímulo, satisface las recomendaciones de los especialistas en educación que se preocupan por favorecer el desarrollo de niños socialmente desenvueltos, espontáneos, amistosos, creativos e independientes y autosuficientes de una manera razonable. Se piensa que una disciplina afectuosa y coherente, que incluya la manifestación de las razones (cuando el niño pueda comprenderlas) produce una "obediencia" de tipo racional en vez de un seguimiento irreflexivo y emocionalmente dependiente de las órdenes que se imparten.

El equilibrio se encuentra tal vez ilustrado de la mejor manera en la filosofía de lo que Diana Baumrind llama el "padre autorizado". Este tipo de progenitor (tomemos como ejemplo a la madre) trata de dirigir las actividades de su hijo de una manera racional, determinada por los problemas que aparecen en situaciones disciplinarias concretas. Valora tanto la autoexpresión del niño como su respeto por la autoridad, el trabajo, etcétera; aprecia la voluntad independiente y la conformidad disciplinada. Por consiguiente, ejerce un firme control en aquellos aspectos en que ella y el niño sustentan puntos de vista divergentes, pero no lo acorrala con incesantes restricciones. Ella reconoce sus propios derechos especiales como adulta, pero también los intereses individuales y las características especiales de su hijo. El progenitor que tiene autoridad afirma las cualidades presentes del hijo pero le fija también modelos y criterios para su conducta futura. Esta madre utiliza la razón tanto como el poder para lograr sus objetivos. No basa sus deci-

47

siones exclusivamente en el consenso del grupo o en los deseos del niño individual, pero tampoco se considera a sí misma infalible u orientada por inspiración divina.

Diana Baumrind ha comprobado que los padres que saben ejercer la autoridad tienen mayor probabilidad de facilitar el desarrollo de la competencia y la confianza en sí mismos en los niños pequeños porque le prestan importancia a la conducta responsable, orientada a un propósito e independiente. Estos padres se caracterizan porque favorecen un intercambio fluido en lo verbal, y comparten con el niño los razonamientos que se hallan detrás de su política. Esto nos proporciona la siguiente orientación.

Orientación número 10: Explique las razones que sostienen sus acciones disciplinarias

Dar explicaciones es algo vital para la educación de los niños, porque la disciplina no es simplemente la administración de una mezcolanza de mimos, bofetones, sermones y reprimendas. Se refiere a algo infinitamente sutil: el desarrollo moral y social. En otras épocas se hablaba del desarrollo del carácter. Teniendo esto en cuenta, usted podría señalar las consecuencias (los efectos) que la conducta de sus hijos puede tener para ellos mismos y para otros. Esto contribuye a desarrollar la *empatía* (la capacidad de ver las cosas desde el punto de vista del otro además del propio).

LA EXPLICACION DE LAS RAZONES DE LA DISCIPLINA

Cuando se esperaba que los niños obedeciesen sin cuestionar, los padres suprimían la conducta indeseable sin discutir el porqué ni el para qué de sus prohibiciones. Habrían considerado perjudicial para su autoridad tener que explicar sus acciones. Esa política tenía (y tiene) sus riesgos: lo prohibido se torna tentador, especialmente si no parece haber buenas razones para imponer una prohibición. Ocurre, en verdad, que en muchos casos *pueden no tener sentido alguno* las cosas que se les piden a los niños. La regla es que una regla es una regla... Si a las normas se las hace de cemento armado, no hay modo de explicarles a los niños que *existen* momentos para la flexibilidad, cuando circunstancias especiales así lo exigen. Además, las reglas carecen de sentido para los niños si no hay una base racional que las sostenga.

Reñir a un hijo porque es "un niño malo" o "una niña marrana" no es educativo; decirle a un chico que haga algo "porque yo lo digo" no le enseña nada útil. En la actualidad un padre razonable dirá: "No te lleves a la boca lo que has cogido del suelo; son cosas sucias y te puedes poner malo. ¿Recuerdas lo mal que te encontraste la última vez que te pusiste malo?" o "No dejes tu muñeca encima de las escaleras, porque alguien puede tropezar con ella y caerse. Se puede hacer mucho daño".

En la práctica, de cualquier modo, las cosas no funcionan siempre bien, por más razonable que parezca en teoría el consejo. Hay que tener en cuenta el factor tiempo. Explicar la disciplina *no* tendrá necesariamente un efecto inmediato en la obediencia de los niños. Pero tenga la seguridad de que, a la larga, dar razones favorecerá sin duda la aceptación de la disciplina por parte de los niños y, lo que es aún más importante, el tipo de confianza que es preciso tener cuando no se está presente para vigilar las cosas.

Puede haber otro inconveniente potencial: tiene que ver con ese fluido amor por el debate —y a veces abuso del debate— que presentan los niños. El factor tiempo es esencial en la enseñanza de la obediencia, y los niños (en casa y en la escuela) son adeptos a las demoras y a las tácticas diversionistas. Es fácil encontrarse en medio de una larga disputa sobre las ventajas y los inconvenientes de una determinada solicitud que usted haya hecho ("Pero *tú* dijiste otros cinco minutos, mamá"). Estas discusiones no sólo consumen un tiempo inoportuno (una forma sutil de la desobediencia) sino que son también subversivas porque le resultan al niño sumamente gratificantes. Explique usted lo que se requiere si está seguro de que el niño comprende lo que se le pide, no argumente, no siga repitiendo lo que ya ha dicho. ¡Actúe! *Posteriormente* podrá usted explicar de nuevo las razones de su acción.

No todos los abusos de la disciplina que tienen lugar en el hogar son del género de las privaciones o castigos severos que condicionan las vidas de algunos niños. Algunos surgen de la insensibilidad por la curiosidad del niño ante su inteligencia y sus sentimientos. Con frecuencia no hay intención de frustrar al niño; los rechazos —tales como el no escucharlo o el retrasar algo con pretextos— pueden ser consecuencia de que el progenitor está demasiado ocupado o se siente cansado e irritable después de un largo día de trabajo, etcétera. Después de todo, ¡también los padres tienen derechos!

Los niños tienen una habilidad particular para elegir los momentos más inconvenientes o embarazosos para entrar en sus diálogos socráticos. No obstante, sus "interrogatorios" son una parte legítima y necesaria de su adaptación a la vida. Muchas veces tienen el sentido de un regateo: "tú me pides que deje a un lado tal cosa; pues bien, dame una buena razón para que lo haga". Es parte del proceso vital de aprender, en especial para el desarrollo de un sistema de valores y de una conciencia moral. El punto no reside en que los progenitores ocasionalmente, y sin duda comprensiblemente, corten la corriente aparentemente inagotable de "por qués". El punto está en que algunos padres lo hacen en forma habitual.

CONVERSAR SOBRE LAS COSAS

A medida que los niños crecen y dominan mejor el lenguaje, se hace más fácil razonar con ellos y estar en mejores condiciones (si uno les presta el tiempo necesario) para explicar sus necesidades. No obstante, ya desde el momento mismo en el que pueden hablar, debería animárselos a explicar por qué han hecho algo que usted les ha dicho que no hicieran y debería otorgárseles el tiempo necesario para hacerlo, en especial cuando todavía son torpes o lentos en el uso de las palabras.

Conversar con ellos sobre las cosas, aunque sea de un modo simple, les ayudará a pensar por sí mismos y a aprender a anticipar las consecuencias posibles de sus acciones.

Orientación número 11: Escuche cuidadosamente lo que le dice su hijo pequeño (o adolescente)

Muchos padres hacen precisamente lo siguiente: aprecian que la comunicación es un proceso vital que se da en dos sentidos. Pero son demasiados los que rara vez escuchan a sus hijos y tienen poco que decirles que no sea punitivo.

Un estudio llevado a cabo en la Universidad de Aberdeen descubrió algunos hechos sumamente deprimentes respecto de la comunicación entre los adultos y sus hijos, según observaciones efectuadas en períodos de tres minutos en calles, ómnibus y negocios. La investigadora, Valerie Yule, observó pares formados por un adulto y un niño en estos marcos y comparó después lo ocurrido con el comportamiento de pares de adultos. Descubrió que en el mismo período de tiempo cuatro quintas partes de los pares de adultos conversaban, se miraban o se sonreían el uno al otro. En contraste con esta situación, cuando los adultos acompañaban a niños, durante un período similar de tres minutos, menos de la mitad de los mismos tenía alguna comunicación, cualquiera que fuere, con sus hijos, y en dos quintas partes de los pares "lo que ocurría era negativo". A los niños se les reñía, se les ordenaba que se callaran, se les decía que dejasen de hacer lo que estaban haciendo y se les pegaba. A tres niños que estaban llorando mientras se los llevaba en cochecitos, se les pegó. A cuatro niños se les riñó en autobuses y se les dieron bofetadas. Cinco niños fueron arrastrados por el brazo o la mano para cruzar la calle. A un niño se le dio un bofetón por portarse mal en una parada de ómnibus. A más de la mitad de los niños se les ignoraba, independientemente de lo que estuviesen haciendo: ya lloraran, ya jugaran o trataran de hablarle al adulto. El padre de un bebé de seis semanas le dijo a Valerie Yule: "Sabemos que otros padres pegan a sus hijos de meses para que se queden callados, nosotros pensamos que eso es terrible. Sólo es necesario zarandearlos".

Algunos padres se disponen a castigar las conductas indeseables sin prestar atención a las necesidades y los "mensajes" que se encuentran detrás de esas conductas. Las comunicaciones de los niños se expresan a menudo en forma indirecta y a través de una especie de "código". Esto ocurre involuntariamente, ya que lo que desean (como lo deseamos todos nosotros) es que se les entienda. Puede usted lograr una relación más empática con sus hijos si atiende a lo que dicen afinando el oído para escuchar los mensajes ocultos (el "subtexto"). Por ejemplo, cuando los niños presumen y se exhiben frente a personas desconocidas pueden en realidad estar intentando comunicar su inseguridad, e incluso (paradójicamente) su timidez. Me ha resultado útil, cuando un niño se convierte en una molestia total y pide cosas hasta exasperar, decirme a mí mismo: "No está tratando de convertirse en un 'problema'; está intentando *resolver* un problema. Pero tal vez el niño no tiene la destreza ni la experiencia que le permita hacerlo solo. Voy a intentar descubrir de qué se trata *realmente* el asunto. ¿Qué es lo que está tratando de decir, qué es lo que está tratando de lograr?"

Una estrategia excelente es la de *trasmitirle comprensión* a su hijo pequeño o adolescente teniendo en cuenta la naturaleza de las buenas comunicaciones entre adultos, es decir, que tienen la cualidad de que en ella ambos hablan y escuchan. Usted no esperaría que otro adulto admitiese que usted le hiciera un monólogo interminable. También en el caso de las conversaciones con los niños, su base debe ser la de un auténtico diálogo. El diálogo con un niño podría a veces comenzar con enunciados que indiquen comprensión en vez de enunciados de consejo, crítica o instrucción —"frenos de toda conversación" garantizados cuando se trata de adolescentes—. Los comentarios reflexivos funcionan como un espejo para la personalidad de sus hijos: los niños aprenden su semejanza emocional con los padres (del mismo modo que llegan a tener conocimiento de su semejanza física) cuando sus sentimientos se reflejan y retornan a ellos.

El niño que llega a casa diciendo: "Odio la escuela", aprende que no es *todo* lo que concierne a la escuela lo que le desagrada cuando su madre le dice: "Ha sido un día muy malo el de hoy, ¿no es cierto? Los lunes tienes gimnasia: ¿todavía te da un poco de vergüenza cambiarte delante de los demás?". O cuando Tom dice: "Mi maestra me castigó una hora después de clase", los progenitores harían bien en resistir la tentación de responder: "¿Y qué es lo que hiciste?" o "Supongo que te lo merecías", réplicas que habrían inflamado sus sentimientos. En cambio, podrían reconocerlo diciendo: "Debes de haberte sentido muy mal…, ¿no quieres contarme lo que ocurrió?".

LA PERDIDA DEL CONTROL

Los padres que se sienten lo suficientemente seguros como para dar razones, mostrar comprensión y escuchar atentamente saben que su autoridad no se ve amenazada cuando "ceden" un poco, cuando se niegan a ser "inflexibles" en toda oportunidad. No tienen tampoco miedo de "hacerse cargo". Después de todo, saben más y tienen más experiencia que sus hijos; tienen la responsabilidad legal y moral de controlarlos y velar por ellos.

Pero hay padres que pierden el control de sus hijos —a menudo por razones que son perfectamente comprensibles—. El hecho es que hay incluso bebés que pueden influir en su educación a través de cualidades innatas tales como su temperamento. Algunos son difíciles de educar desde su nacimiento; tienen mucho genio, son inquietos e impredecibles, y su interminable llanto hace que el ejercicio de la paternidad parezca muy poco gratificante. Los padres pueden perder la confianza en sí mismos (y en tales casos es prudente buscar la ayuda de expertos). Por sus acciones cotidianas, los niños pueden afectar también del modo más poderoso y directo la manera en que sus padres reaccionan frente a ellos.

Desde el momento en que nacen cuentan con el repertorio de conductas requerido para "moldear" las conductas de sus padres, y sus poderes son importantes para su supervivencia.

Parte de su repertorio es un puro deleite: tienen conductas que ganan el corazón de los demás: sonrisas, gorgoteos y una cierta manera de mirar... Dicho con el lenguaje técnico de los psicólogos, poseen un surtido formidable de "reforzadores positivos" que pueden dirigir hacia sus padres y hacia otros. No obstante, pueden también utilizar grandes cantidades de lo que los psicólogos mencionan como estímulos "repelentes" (psicológicamente dolorosos) si se les cambian las rutinas o no se salen con la suya. Cuando son recién nacidos lloran o gritan, cuando son niños pequeños pegan alaridos o cogen berrinches, cuando son niños mayores o adolescentes aprenden a pelear, a discutir, a enfadarse y a hacer comentarios hirientes. Pueden también parecer desgraciados, abandonados e incluso desolados. Los padres tienen un deseo totalmente comprensible de que sus hijos sean felices, de modo que (y esto no puede sorprendernos) los signos de descontento, tristeza o confusión y tensión no les resultan fáciles de soportar. Es difícil permanecer tranquilo y objetivo cuando el propio hijo sufre, aunque tan sólo sea por un fuerte mal humor. El llanto del bebé (y esto se aplica especialmente si se trata del propio) está emitido en tal nivel, y variado de tales maneras, que es imposible tanto ignorarlo como acostumbrarse a él. La mayoría de los adultos suelen ir muy lejos (levantarse reiteradamente de la cama, dejar a su hijo en una guardería) para "cortar" esos sonidos dolorosos. Sin que se den cuenta, *su* comportamiento va siendo moldeado (esto es, formado) por las potentes demandas del recién nacido, y no siempre en una dirección deseable. Repentinamente advierten que se han convertido en padres obedientes y que un bebé tiránico es quien realmente "dirige" la casa. El tema de los padres "obedientes" se trata con extensión en el capítulo 6.

LAS RUTINAS Y LOS BUENOS HABITOS

Es mucho lo que puede hacerse para prevenir los problemas de desobediencia y anular incontables confrontaciones si se establecen rutinas útiles y hábitos personales adecuados para que los siga su hijo:

Orientación número 12: Prepare a su hijo para la vida orientando sus hábitos y rutinas personales

La mayoría de las rutinas son atajos útiles que ayudan a vivir. Por ejemplo, un adulto puede vestirse o comer y al mismo tiempo conversar acerca de otro tema, porque aquellas rutinas se han convertido en hábitos automáticos. Las rutinas le ayudan al niño a dominar tareas cotidianas como alimentarse, lavarse o irse a dormir, de modo que pueda lograr más con menos esfuerzo. El hábito se enseña mediante la repetición de la rutina. El niño se siente seguro si los acontecimientos de su día son tan regulares y ciertos como la salida del sol. Si ir a la cama, comer y lavarse el pelo se hacen siempre del mismo modo, los acepta con poca o ninguna oposición.

El ritual de irse a dormir es un hábito particularmente poderoso: una rutina regular consistente en cena, baño y luego un cuento antes de dormir hace que al niño su mundo le parezca bien ordenado, seguro y adecuado para el sueño. Los hábitos relativos a los buenos modales, a la honestidad y a la consideración por los demás, que un niño adquiere imitando los buenos ejemplos establecidos por sus padres, le serán provechosos toda su vida.

El hábito, el ritmo y la regularidad son generalmente útiles para los niños. Sólo se transforman en rituales irritantes y carentes de sentido si son demasiado rígidos u obsesivos, como ocurre cuando una sesión de rutina para ordenar la habitación del niño se convierte en una orden tal como "siempre tienes que guardar todos tus juguetes y tus ropas antes de irte a la cama", sin tener en cuenta las circunstancias inusuales que puedan haber ocurrido esa noche.

Como he sugerido, las rutinas son útiles para evitar que se produzcan algunas de las confrontaciones que surgen respecto de levantarse, lavarse, vestirse, comer, estar listo a tiempo para ir a la escuela, etc. Estas rutinas, cuando se las efectúa como si las condujera, por así decirlo, "el piloto automático", le ayudan al niño a llevar a cabo sus tareas diarias *hora tras hora* con el *mínimo esfuerzo o trastorno* —siempre que se hayan aprendido los hábitos correspondientes—. Si a los niños muy pequeños se les deja una excesiva capacidad de elegir sobre cuándo levantarse, qué ponerse o qué comer en el desayuno, se está preparando una receta de desastre: discusiones agrias, retrasos y berrinches.

Esto no contradice la orientación general de que se les dé a los niños la oportunidad de elegir o de discutir razones. Pero sí significa que las elecciones y las explicaciones deben dársele al niño *en el momento apropiado*. Evite los debates complicados cuando piense que son "tácticas dilatorias" o que obedecen al propósito de hacerle enfadar.

4
Cómo se aprende la conducta

Según van creciendo, los niños comienzan a comprender que son individuos separados y advierten que otros tienen también un punto de vista. Lamentablemente, no todos los niños desarrollan suficiente sensibilidad ante los valores y las perspectivas de los demás. Permanecen centrados en sí mismos, egoístas, desobedientes. Posteriormente me ocuparé del problema de las conductas desafiantes graves (o extremas); por el momento deseo considerar la desobediencia diaria que a todos los padres les es familiar.

Aclaremos en primer lugar qué es lo que entendemos por desobediencia:

* Su hijo, de forma coherente, no obedece su requerimiento (o su orden) dentro de un término razonable (digamos, entre cinco y quince segundos, según sea la urgencia de la situación). En la mayoría de los casos —y, por supuesto éste es un tema que depende del criterio con que usted evalúe las circunstancias— conceda alrededor de diez segundos; *justo entonces* llámelo "desobediencia". Naturalmente puede usted *especificar* un cierto tiempo: "¡Apártate del borde del andén *inmediatamente*!", "¡Deja de pellizcar a tu hermana *ahora mismo*!", "Vete a la cama *cuando* termines el capítulo que estás leyendo".
* Su hijo no completa una tarea que usted le ha encomendado, por ejemplo, no se come toda la verdura, o remolonea y no termina de recoger sus juguetes.

57

- Su hijo pequeño (o adolescente) no respeta las reglas generales de conducta en las que usted ha insistido.

COMO ENTENDER LA DESOBEDIENCIA PERSISTENTE

La comprensión de la desobediencia persistente, y por consiguiente preocupante, puede simplificarse en una fórmula básica, que llamamos ABC:

A. Ciertos acontecimientos preceden a la desobediencia, conducen a ella y preparan el escenario para que ocurra;

B. se produce entonces la conducta desobediente (las acciones mismas de desobediencia) la cual, a su vez, conduce a

C. ciertas consecuencias —positivas o negativas— para el niño y sus padres.

Si se pone a pensar y observa los marcos de la conducta de su hijo, puede ser que encuentre que el niño o la niña actúan con indocilidad o tienen berrinches en ciertas ocasiones pero no en otras; es decir, ciertas situaciones parecen funcionar como claves para que el niño se comporte de una manera particular. Los niños tienden a adaptar su conducta a los lugares particulares en los que se encuentran y a las diferentes personas con quienes están. Esta cualidad camaleónica conduce a menudo a malentendidos entre el hogar y la escuela, de modo que se acusan y se inculpan mutuamente cuando en realidad con mucha frecuencia los niños son difíciles en un marco pero no en otro. Tienden a contemplar su circunstancia, a considerar las reglas, la firmeza del adulto, el modo cómo se conducen otros niños y lo que de ellos se espera; entonces adaptan su conducta de acuerdo con todo esto. Si su hijo o su hija despliega con usted una conducta pésima, pregúntese: "¿Hay alguien a quien le muestra su lado bueno?". Si es así, puede que haya algo que valga la pena aprender de esa persona. Se describen los antecedentes de la desobediencia con mayor detalle en el capítulo 6.

Si su hijo hace algo que a usted le agradaría que siguiera haciendo —por ejemplo hablarle, hacerle preguntas, señalarle cosas, sonreírle y en general comunicarse con usted— y usted se da por aludido, sonríe, se comunica con él o lo alaba, entonces él continuará haciéndolo. En lenguaje técnico la conducta ha sido "reforzada positivamente" y de ese modo, consolidada. Si, en cambio, usted le ignora persistentemente, entonces esta conducta probablemente disminuirá y tal vez inclusive desaparecerá; su hijo se habrá desanimado. (Verá usted cómo hacemos uso de este principio —que llamamos "extinción" de la mala conducta— con propósitos disciplinarios, más adelante). Algunos padres pasan por alto o ignoran continuamente la buena conducta de sus hijos. No obstante, si su hijo hace algo, y como resultado de su acción le ocurre algo malo, es menos probable que lo haga en el futuro (puede reducirse o eliminarse la conducta indeseable).

Veamos algunos ejemplos. Cuando James le pidió a su hermano Nicholas que le permitiera dar una vuelta en su bicicleta nueva, Nicholas bajó de la bicicleta y le ayudó a James a subir a ella, pero su madre no hizo comentario alguno, y James salió pedaleando sin una sola palabra de agradecimiento. No debería sorprendernos que Nicholas no compartiera sus cosas la próxima vez. También los padres de Nicholas (sin proponérselo) hicieron que se justificara la mala conducta. Cuando a Nicholas se le dijo que no encendiese la televisión, la encendió una y otra vez, y finalmente quedó encendida —así consiguieron los padres un poco de paz—. Asimismo, mientras Nicholas estaba tomando el desayuno bajaba una y otra vez de su silla y su madre lo seguía con una taza de leche con cereales, alimentándolo con una cucharada cada vez que podía. En estos dos casos, la mala conducta del niño era "recompensada" permitiéndosele salirse con la suya. Dado que a Nicholas se le recompensaba por comportarse mal, era aún más probable que esta conducta se produjese de nuevo. Padres y madres deben asegurarse de que no favorecen la desobediencia persistente recompensando la mala conducta. Por ejemplo, Jenny quería ir al parque, pero su padre le dijo que no había tiempo antes de la merienda. Aunque Jenny pataleó y gritó, se echó al suelo y se puso a llorar, su padre ignoró su berrinche: después de un rato, Jenny se calmó y comenzó a jugar. Dado que su conducta no fue reforzada prestándosele atención, es menos probable que Jenny tenga un berrinche en el futuro cuando se le niegue algo.

Estos ejemplos de patrones de disciplina —diferentes enfoques de los progenitores ante la buena y la mala conducta— si se repiten una y otra vez en diferentes situaciones conducirán al resultado de un niño mal educado (desobediente) o de un joven razonablemente dócil. Esta *es* realmente la elección que a usted le conviene. Para comprender los encuentros disciplinarios entre un padre y su hijo, la "clave" consiste en examinar las consecuencias positivas *y* negativas que cada uno de ellos le aplica a la conducta del otro (véase la página 139). Para cambiar la conducta, necesitamos alterar esas consecuencias. He aquí, pues, una regla elemental para sus esfuerzos disciplinarios:

Conducta aceptable   + Reforzamiento   = Conducta más aceptable

Conducta aceptable   + No reforzamiento   = Conducta menos aceptable

Conducta inaceptable   + Reforzamiento   = Conducta más inaceptable

Conducta inaceptable   + No reforzamiento   = Conducta menos inaceptable

Lo que hemos dicho sobre el aprendizaje nos proporciona nuestra siguiente orientación:

Orientación número 13: Pregúntese *qué* está haciendo su hijo en vez de *por qué* lo hace

Si usted analiza episodios de desobediencia persistente según secuencias de antes-y-después, adquirirá una comprensión de algunas de las influencias significativas que desencadenan y mantienen malas confrontaciones entre usted y su hijo. Al realizar esta prueba, usted está adoptando un enfoque constructivo ante la conducta difícil de su hijo. En lugar de ponerle la etiqueta de "problemático" se pregunta usted a sí mismo: "¿Qué problema está tratando de resolver mi hijo cuando se comporta de esa manera? ¿Qué es lo que logra cuando se pone tan desafiante? ¿Su mala conducta se ve reforzada —deliberada o involuntariamente— por el modo en que las demás personas le responden? ¿Recibe "recompensas" cuando se porta mal?".

La evidencia nos dice que, al igual que en otras condiciones, es casi seguro que los niños aprenden más rápido si reciben reforzamientos *tanto* positivos *como* negativos. El reforzamiento positivo les dice lo que pueden y deberían hacer; el reforzamiento negativo les dice lo que no están autorizados a hacer y no deberían hacer. Con ambos tipos de reforzamientos, los niños están mucho mejor informados que si reciben sólo uno. El reforzamiento negativo *no* significa necesariamente la amenaza del castigo físico. Los niños pueden mejorar su conducta para evitar la desaprobación, la crítica o la pérdida de privilegios.

Una orientación útil es la de actuar en vez de hablar en ocasiones de conflicto. Los niños tienden a volverse "sordos selectivos a la madre" en tales ocasiones. Rudolf Dreikurs sostiene que hablar es eficaz sólo cuando las voces con volumen elevado implican alguna *acción* inminente, y en esos casos sólo momentáneamente. Por lo general los niños saben muy bien lo que se espera de ellos. Dreikurs aconseja a los padres restringir las palabras a conversaciones amistosas y a no usarlas como medida disciplinaria.

Las acciones que se describirán a continuación alcanzan su máxima eficacia en el aquí-y-ahora, obedecen al propósito de resolver *problemas inmediatos*. Pero es mejor que se vean seguidas posteriormente (cuando las pasiones se hayan calmado) de cierto examen de lo ocurrido. La siguiente es una de las orientaciones disciplinarias más importantes de todas las que aparecen en este libro.

Orientación número 14: Compórtese de tal manera que la buena conducta valga la pena

ESTRATEGIAS PARA RECOMPENSAR LA BUENA CONDUCTA

El elogio

Cuanto más elogie a sus hijos, más esfuerzos harán para recibir aún más elogios. Dígales siempre lo bien que lo están haciendo cuando tratan de abrocharse los botones (aunque no puedan completar enteramente su tarea), guardan un juguete o reconocen que han hecho algo indebido. Las recompensas simbólicas y tangibles (los elogios, los estímulos, un abrazo: las "recompensas" que los psicólogos denominan "reforzadores positivos") regulan la conducta. Los niños pueden estar dispuestos a obedecer reglas desagradables porque desean contar con la aprobación de sus progenitores o evitar su desaprobación. Las palabras de aprobación aumentan su autoestima (tema al que volveré). De este modo, desarrollan pautas de conducta que se ajustan a la norma social. No todas las conductas humanas requieren reforzamientos externos: los niños aprenden a menudo a resolver problemas por el placer de "hacer" o de alcanzar un logro, cosas que conducen a la autorrecompensa ("¿Has visto qué bien lo he hecho?").

Los incentivos

La regla de "cuando…, entonces" —que a veces ha recibido el nombre de "regla de la abuela"— dice que "primero trabajas, y luego juegas" o "haces lo que quiero que hagas antes de poder hacer lo que *tú* quieres hacer". Es obvio que esa noción, como tantos otros principios de aprendizaje, ha sido conocido y practicado por sucesivas generaciones de educadores como resultado del simple sentido común. No obstante, ha sido formalmente denominado como el "principio de Premack".

Por ejemplo, usted podría expresar sus intenciones

diciendo: *"Cuando* hayas dado de comer al perro, *entonces* podrás salir"*. Un incentivo extra podría resultar útil siempre y cuando no se convierta en un hábito demasiado regular (con el cual se pueda contar). Si usted desea que en una calurosa tarde de verano su hijo abandone la piscina de plástico para acompañarla al supermercado, prometerle comprar un helado para la merienda quizá sea un trato razonable. Sin embargo, el trato debe cerrarse con la debida anticipación; si usted espera que el pequeño se tire al suelo, patalee, grite y se niegue a ir de compras para entonces prometerle el helado, su estrategia disciplinaria habrá fracasado. Sólo logrará incentivar al niño a que la próxima vez actúe de la misma manera con el fin de obtener un premio. Así que jamás emplee las recompensas o los incentivos para terminar con el mal comportamiento de su hijo.

Si usted utiliza la estrategia de las recompensas, es importante que los niños sepan que no serán premiados si, con anterioridad, ellos han *pedido* algo a cambio ("Mamá, si hago mis deberes, ¿puedo acostarme más tarde?"), y los padres deben aplicar este principio de forma rigurosa. De lo contrario, formentarán la actitud de "Yo quiero... o si no". Es mejor limitar dicha estrategia para cuando el niño aprende a hacer algo muy difícil o realiza un esfuerzo (o un sacrificio); también es conveniente presentar la estrategia como una forma de ayudarles o de apreciar lo que hacen. La fórmula es "cuando tú..., entonces yo", *no* "si yo..., ¿entonces tú?". Con esta política, parecerá que usted controla las recompensas, y *no* que ellos las manipulan.

Es conveniente aclarar de antemano cuál será la recompensa y cuáles los términos para obtenerla. Si usted especifica cuál es el comportamiento que espera no cabrán las discusiones sobre si el niño merece la recompensa o no. Algunos niños no reciben los reforzamientos (recompensas) suficientes; otros reciben demasiados sin ni siquiera haber hecho nada para ganarlos. Evalúe la clase de reforzamientos que su hijo recibe. Algunos niños gozan de tantas "cosas buenas" de la vida que es muy difícil encontrar recompensas eficaces para ellos: casi nada les motiva. Sin embargo, la oportunidad o el privilegio de dedicarse a sus actividades *preferidas* pueden reforzar otro tipo de actividades o conductas. El valor que estas actividades reforzadoras tienen para el niño puede apreciarse al observar la frecuencia con la que escoge ciertos pasatiempos (jugar y mirar la televisión encabezan la lista).

Algunos padres sienten que recompensar el buen comportamiento equivale a sobornar al niño; creen que su hijo debería hacer lo correcto en forma espontánea, simplemente porque es lo correcto. Pero el soborno es la recompensa obtenida por una práctica corrupta; una concesión o un premio ocasional a un niño que de veras se ha esforzado en aprender una nueva destreza o en abandonar una mala costumbre no puede considerarse soborno. A los adultos también nos gusta recompensarnos si dejamos de fumar o adelgazamos un par de kilos. Entonces, ¿por qué no incentivar al pequeño que intenta hacer algo difícil?

Los que ya no somos niños poseemos una conciencia activa que nos ayuda a hacer lo correcto. El sentido del deber se encuentra profundamente arraigado en la mayoría de la gente, y los adultos solemos olvidar que los niños no llegan al mundo provistos de las normas sociales y morales: deben aprenderlas de la manera más difícil. Las pequeñas recompensas les facilitarán la tarea. En la mayoría de los casos, no será necesario premiar al niño con algo concreto —un caramelo o una salida al parque—; unas palabras de elogio y una caricia extra bastarán mientras su hijo sea pequeño.

Recuerde que una vez que el niño haya aprendido a hacer algo difícil, no será necesario premiarlo en forma regular; de cuando en cuando, podría recompensar la perseverancia de su hijo con unas palabras de agradecimiento o de estímulo.

Orientación número 15: Haga hincapié en lo positivo

Prestar atención al buen comportamiento

Esfuércese en descubrir los aspectos positivos de su hijo. Demuéstrele que presta atención tanto a su comportamiento bueno como al malo. Resulta demasiado fácil convertir a su niño en una "criatura mala" si insiste en buscar sólo lo criticable. Si desea que su hijo sea amable, demuéstrele cuánto le gusta a usted que comparta sus caramelos con otro niño o, cuando consuele a una criatura más pequeña que está llorando, subraye su buena acción. El "elogio sugerente", como se le llama, va más allá de esto. Usted emplea términos como "en vez de", "por no" o "sin" para elogiar a su hijo cuando modifica un mal comportamiento: "Me ha gustado mucho que hayas compartido tus juguetes con aquel niño *en vez de* quitárselos de las manos"; "Creo que eres un hombrecito *por no* haber llorado cuando no pudiste salir"; "Te has ido a la cama *sin* protestar". Este es un método útil cuando se torna complicado encontrar acciones positivas que merezcan elogiarse.

Algunos padres se quejan de que les resulta poco natural acercarse a sus hijos cuando *no* se están comportando mal, por ejemplo para decirles "¡Qué hermoso dibujo! Me encanta". Y sin embargo vale la pena. Con un poco de práctica, "hacer hincapié en lo positivo" se transformará en algo natural.

Los mejores y más simples incentivos son los sociales: prestarles atención, elogiarlos, sonreírles, abrazarlos y, para los más pequeños, cogerlos en brazos, besarlos, hacerles cosquillas, jugar con ellos, o cualquier otra cosa que les produzca placer. Su hijo de veras desea su aprobación. Comparta siempre los éxitos de sus hijos sin inhibiciones y con entusiasmo. No se permita pasar por alto ninguno de los triunfos de los pequeños. A los mayorcitos quizá les agrade recibir una palmadita en la espalda u observar que su padre o su madre levantan el dedo pulgar en señal de aprobación.

Lo que usted *diga* también es importante. Sea específico, modere sus elogios (no lo adule), sea honesto y concreto.

Por ejemplo:

"Me gusta mucho que hagas *lo que te pido.*"
"Genial; estoy orgulloso *de que lo hayas logrado.*"
"Gracias por *hacer lo que te pedí.*"

"Me encanta *jugar tranquilamente contigo*, como ahora."

"Con qué (esmero, rapidez) *hiciste tus deberes*. Me alegro."

"Me gusta muchísimo que tengamos *un ratito para nosotros*."

(Es decir, para leer un cuento, conversar o jugar a algún juego.)

Retomaré el tema de las recompensas y de cómo lograr que sean *efectivas* en el capítulo 5.

ESTRATEGIAS PARA IGNORAR EL MAL COMPORTAMIENTO

A veces es conveniente "hacer la vista gorda" ante ciertas infracciones menores (por ejemplo, accidentes, olvidos, actos impulsivos que constituyen pequeñas faltas). La técnica "Nelson" resulta de gran utilidad cuando el niño asume determinadas actitudes para llamar la atención o "para provocar enfado". No existe nada peor para un actor que quedarse sin público. De modo que, tan pronto como el niño comience a comportarse mal, aléjese de su lado; pretenda ignorar lo que está sucediendo; no diga nada ni demuestre ningún sentimiento en particular; no se involucre en ninguna polémica, pelea o discusión con su hijo hasta que al pequeño no se le haya pasado el enojo. Si usted considera que su hijo le debe una explicación por su mal humor, entonces diga: "Cuando te hayas calmado, hablaremos al respecto."

Orientación número 16: Analice cuándo debe ignorar el mal comportamiento de su hijo

Ignorar no equivale a no hacer nada. Esta técnica disciplinaria tiene como fin garantizar que las faltas menores, tales como lloriquear, armar jaleo o tener un berrinche, no tengan *consecuencias que representen un reforzamiento*, y requiere una gran dosis de fortaleza y coherencia de su parte. Si su hijo se apodera de un juguete u otra pertenencia de un hermano menor, asegúrese de que lo sucedido no tenga una recompensa como resultado. Devuélvale el juguete a su dueño sin sostener una larga discusión con el usurpador. En cambio, podría enseñarle al mayor que coger las cosas de los demás por la fuerza no tiene sentido y, al menor, a compartir; también podría sugerir que se turnen para jugar con el objeto en cuestión. El siguiente es un ejemplo de *ignorancia planificada*:

> Los padres de Suzy estaban muy preocupados por el comportamiento de la niña durante las comidas. A pesar de sus nueve años, no quería comer a menos que le pusieran la comida en la boca, arrojaba la comida y los cubiertos al suelo y a menudo rechazaba toda la comida. Cuando almorzaba en el colegio, la niña no adoptaba ninguna de estas actitudes; tampoco lo hacía al merendar mirando la televisión en su casa. Sus problemas de conducta sólo se presentaban durante las comidas familiares de los días de fiesta y fines de semana, las únicas oportunidades en que toda la familia se reunía para comer. Parecía que, en estos momentos, Suzy contaba con una audiencia ante la cual representar felizmente su papel.
>
> Para terminar con este comportamiento, se les aconsejó a los padres de la niña que ignoraran cualquier "travesura" y que le dirigieran la palabra sólo cuando comiera correctamente. No debían darle de comer ni obligarla a ingerir los alimentos, y si rechazaba la comida, se retiraría su plato sin hacer ningún comentario. Se le prohibió comer a deshora, y los lugares de la mesa se distribuyeron de manera tal que los padres no se sentaran frente a la niña. Sin público y con hambre, no pasó mucho tiempo antes de que Suzy empezara a comer correctamente.

Tenga en cuenta que su hijo se "esforzará" por recuperar el reforzamiento perdido y, en consecuencia, puede "empeorar" antes de "mejorar". Necesitará ser fuerte durante este posible

67

recrudecimiento (inicial) del comportamiento que desea eliminar; pero no se desanime, sea fiel a sus convicciones.

Prométase antes de comenzar que ignorará el comportamiento no deseado (supongamos, un berrinche) *cada vez* que este ocurra, y continúe ignorándolo hasta que desaparezca. Si usted se acerca al pequeño, le consuela y le regaña después de que el niño haya pataleado, chillado y se haya comportado como un niño mimado durante veinte minutos, no hará más que empeorar la situación. Le habrá dado una estupenda lección de cómo obtener una "recompensa" de unos padres flexibles (o exhaustos) con tan sólo tener un berrinche ruidoso o prolongado. Terminará "adiestrando" a su hijo para que incremente sus demandas. Por ejemplo, puede ignorar su constante lloriqueo pidiendo atención después de un intento constructivo por distraerle con una actividad divertida y agradable (al fin y al cabo, debe ocuparse del niño). Pero luego se rinde cuando el pequeño estalla en una rabieta infernal. Si esto ocurre con frecuencia, le habrá enseñado a su hijo que, si llorar no funciona, un ruidoso berrinche sí. Le bastará con ceder en sólo algunas oportunidades (de las muchas que tendrá que soportar si se decide por la estrategia de la ignorancia planificada) para perder la batalla. La recompensa ocasional o esporádica (reforzamiento intermitente) consolidará más eficazmente un mal hábito ya establecido que la recompensa regular. (El uso efectivo del reforzamiento intermitente como estrategia de recompensas será analizado en la página 83.)

Evaluemos la aplicación de estos principios a dos "problemas" disciplinarios comunes. El primer problema —las malas palabras— demuestra que la ignorancia sirve como primera táctica de defensa. El segundo —la hora de acostarse— pone en claro hasta qué punto la recompensa esporádica puede resultar contraproducente si se la aplica al comportamiento equivocado.

A los chicos les fascinan las palabras cuya sola mención constituye una "travesura". Las obscenidades ejercen una especie de magia en los grupos infantiles y los niños saben a ciencia cierta que, con sólo nombrarlas en voz alta, sus amigos se reirán a carcajadas. El niño que pronuncie una palabra que los demás desconozcan, obtendrá mayor prestigio. Por supuesto, no hay por qué alarmarse. Los niños oyen malas palabras no sólo fuera sino dentro de su hogar. Hasta podría decirse que resultaría preocupante que un niño de siete u ocho años jamás haya dicho palabrotas, ya que podría significar que no escucha a la gente —quizá ni siquiera a usted—. Los pequeños no sienten la misma necesidad que los adultos de emplear las malas palabras para desahogarse; cuentan con otros medios para aliviar sus tensiones. Lo que a ellos les agrada es provocar una reacción en los adultos y ser el centro de atención. Mostrarse desconcertado o disgustado cuando el niño pronuncia por primera vez una de esas palabras inconvenientes es la mejor manera de asegurarse que la repita una y otra vez. Como primera medida, ignore cualquier insulto u obscenidad que el niño profiera, lo que será suficiente para que pierda interés en tal diversión. Pero si insiste, llámele la atención de manera breve y práctica: explíquele que una persona bien educada no dice esas palabras, que hay personas que pueden ofenderse al oírlas y dejarán de apreciarlo si insiste en utilizarlas. Absténgase de la tentación de decirle que a los adultos se les permiten las groserías mientras que a los niños no. Una de las razones por las que las malas palabras atraen a los niños es que ellos sienten que están imitando a los adultos. Si los métodos anteriores fallan (y tenga en cuenta que ninguna técnica es infalible), entonces intente con las técnicas de causa-efecto o período de exclusión [time-out], (capítulo 7).

La recompensa esporádica suele utilizarse en los casos en los que la desobediencia consiste en meterse en la cama de los padres durante la noche. Este es un problema muy común. Por ejemplo, la madre de un niño de cinco años que invariablemente se pone a llorar a la hora de acostarse puede terminar cediendo demasiado a menudo y permitirle que se vaya a la cama un poco más tarde porque no soporta sus lágrimas. Cuando la escena se repite noche tras noche, la madre se da cuenta de su equivocación, de modo que lo acuesta a pesar de la duración o la furia del llanto. Pero la lección de que el mal comportamiento ya no redundará en una recompensa tardará mucho tiempo en aprenderse a causa de los reforzamientos ocasionales (es decir, intermitentes). La madre puede acelerar el proceso colocando una estrella en la pared. (Hablaré de esta clase de incentivos en la página 80.) En nuestro centro para el niño y la familia, este caso y esta estrategia resultaron un "éxito". Sin embargo, mientras todos nos felicitábamos, el patrón cambió y el niño volvió a meterse en la cama de sus padres. Por desgracia, un único desvío en la política de conducta de la madre dio pie a una serie de noches interrumpidas: el niño había sufrido una pesadilla y ella le había llevado a su cama para consolarlo. Estos episodios comenzaron a repetirse. Algunas veces, la madre dudaba si su hijo estaría fingiendo o no, entonces le permitía quedarse en la cama matrimonial. Inconscientemente ella estaba poniendo en práctica el principio de reforzamiento *intermitente* a favor de un mal hábito. Es importante apreciar por qué hechos imprevistos como éstos tienen efectos perdurables, y debe evitarlos en la medida de lo posible. Por supuesto, puede optar por ir a la habitación de su hijo para consolarlo.

He presentado dos ejemplos de ignorancia planificada; pero debería tenerse en cuenta que ignorar no es un enfoque disciplinario que pueda utilizarse en todos los casos. Al principio del capítulo, hago mención de la ignorancia "sensata"; usted debe *juzgar* en qué oportunidades es preferible ignorar ciertas actitudes infantiles. Ignorar *puede* resultar apropiado:

• cuando el niño cometió una falta menor (por un olvido, por un error o por la excitación del momento);
• cuando desea llamar la atención con un berrinche (es decir, cuando busca la aprobación de los demás o cuando no tiene límites impuestos);
• cuando los padres se sienten obligados a reforzar (recompensar) un comportamiento incorrecto a causa de una discusión, una pelea o una riña.

Resulta difícil enunciar reglas generales, ya que cada oportunidad de aplicar una determinada política disciplinaria es única, debido a las circunstancias específicas y a la personalidad de los individuos involucrados en el caso. Ignorar *no* es aconsejable:

- cuando el comportamiento representa un peligro potencial para el niño;
- cuando el comportamiento constituye una amenaza para otros;
- cuando el niño desafía abiertamente a sus padres (por ejemplo, si dice: "No lo voy a hacer"; "Hazlo tú").

5
Cómo hacer que la disciplina resulte eficaz

Como señalé anteriormente, ignorar con el fin de no reforzar comportamientos indeseables debería ser sólo una parte de una estrategia dual; el otro componente esencial es una política dinámica y positiva de reforzamientos (recompensas) para las buenas actitudes. Muy importante: debe evitarse cualquier determinación que disminuya la cantidad o la calidad de la atención que el pequeño recibe. Si *quita* con una mano, dé con la otra, pero en *otro* momento, cuando sea adecuado.

Si las explicaciones amorosas y la "ignorancia planificada" no bastan y usted siente que debe poner en práctica alguna forma de castigo, hágalo, pero sin violencia física ni furia. Intente comprender que es lógico que el niño esté resentido y enfadado; no debería recibir un castigo extra por no estar contento después de reñirle. En las páginas siguientes, sugiero cómo deben aplicarse las estrategias disciplinarias para que resulten más *eficaces* en la tarea de desalentar los comportamientos incorrectos y propiciar otros más deseables.

LA IMPORTANCIA DE LOS TIEMPOS Y DE LA COHERENCIA

No diga: "Te castigaré cuando llegue papá". Para ese entonces, será demasiado tarde para que alguien pueda solucionar el problema, y menos el padre.

La importancia de los tiempos en los castigos se demostró con claridad tras una serie de experimentos que el profesor J. Aronfreed (un psicólogo americano) llevó a cabo con niños de

73

nueve y diez años. A los niños se les mostraban dos juguetes: uno era especialmente atractivo e interesante, la clase de juguete que cualquier niño querría tocar; el otro, mucho menos llamativo. El profesor les pedía a los niños que escogieran uno de los dos juguetes y hablaran sobre él, y aplicaba un "castigo" leve si el niño elegía el juguete más atractivo. La naturaleza y la duración del castigo variaban. A veces, cuando el niño tomaba en sus manos una cámara de fotos (un juguete atractivo), el profesor hacía sonar una chicharra. O le quitaba los caramelos que le había regalado antes de comenzar con el experimento. O decía "No" cuando el niño estiraba su mano hacia el juguete atractivo.

Después de varios intentos, el profesor abandonaba la habitación pero dejaba los juguetes en ella. El niño era observado a través de una pantalla para confirmar si se dejaba vencer por la tentación (es decir, si tomaba el juguete más atractivo, pero prohibido). El grado de resistencia a la tentación constituía el indicador de la eficacia del castigo aplicado. Los niños que habían sido castigados *cuando estiraban sus manos hacia el juguete* se resistían más que los niños que habían recibido el castigo *inmediatamente después de haberlo tomado en sus manos* o *unos segundos después*.

Orientación número 17: Las consecuencias (positivas o negativas) deberían aparecer *inmediatamente después* del comportamiento que intentan desalentar o propiciar

Otro de los experimentos demostró la importancia de que los niños comprendan con claridad qué es lo que están haciendo mal y entre qué otras conductas alternativas pueden optar. En el estudio, un grupo de niños aprendía a escoger el juguete menos atractivo de los dos; el juguete prohibido estaba siempre pintado de un mismo color y por lo tanto, lo identificaban con facilidad. A un segundo grupo de niños también se le mostraba pares de juguetes, pero sin diferenciación de colores. Cuando se utilizaba un sonido agudo y desagradable como "castigo", los

74

niños del segundo grupo, para los que la discriminación resultaba mucho más difícil, no lograban aprender con la misma eficacia y se mostraban ansiosos y desorganizados.

El paralelo de estos experimentos en la vida real son aquellos niños a los que se los castiga con frecuencia sin una buena razón. Las reglas claras, si se las aplica en forma justa y coherente, son fundamentales para cualquier tipo de castigo.

Orientación número 18: Procure que el mal comportamiento no aumente

Dado que, como ya se ha comprobado, el castigo que *precede* al acto prohibido (algo casi imposible para los padres ocupados) incrementa la resistencia a la tentación y disminuye la culpa, sería conveniente que usted no sólo sancione el mal comportamiento *de inmediato* sino que, en la medida de lo posible, se anticipe a la intención de su hijo *mientras se está llevando a cabo* la travesura. No espere que finalice. Por ejemplo, déle un golpecito en la mano a su pequeño y dígale "¡No!" con voz decidida si él la tiende para tocar la estufa. Deténgalo cuando comience a desafiarlo; no espere que dé por terminada su diablura.

La posible desventaja de este consejo es que usted puede actuar con demasiada rapidez e interpretar mal la conducta de su hijo. De modo que usted es responsable de la doblemente difícil tarea de ser veloz y estar seguro de lo que está haciendo. Aquí le sugiero algunas orientaciones suplementarias:

* Los castigos deben ser específicos ("Esta noche no vas a mirar televisión"), no *vagos* ("Espera y verás").
* Las críticas (y también los halagos) deberían referirse a la acción que las provocó ("No me gusta que digas malas palabras").
* "El castigo debería ser proporcional al delito". El "precio" —la pérdida de ciertos privilegios, un descuento en la mensualidad de un adolescente, una riña— tendrían que estar de acuerdo con la falta, *no* con el enfado momentáneo o con

la sensación de frustración y resentimiento acumulados por los padres.

- Las consecuencias negativas de un comportamiento inadecuado deberían ser predecibles para el niño: debería saber qué es lo que debe esperar.

Esto nos lleva a una orientación más importante con respecto a *todas* las consecuencias:

Orientación número 19: Sea coherente

Cuando le enseñe a su hijo a distinguir entre el bien y el mal y entre un comportamiento obediente y otro desobediente, es necesario que sus reacciones sean predecibles. No lo castigue por algo que ha hecho hoy y pase por alto esa misma actitud al día siguiente sólo porque su estado de ánimo ha variado o porque, en realidad, el asunto no justifica tal alboroto. Si dice que no, que sea siempre no. Nunca amenace en vano; no tiene sentido decirle a un niño: "Si sigues corriendo, no te llevaré más de compras conmigo" cuando sabe que deberá llevarlo.

Por supuesto que existe un elemento de coerción en toda disciplina. Es inútil albergar ideas utópicas y románticas al respecto. Pero es una cuestión de medida. Si el niño respeta los límites establecidos, contará con la aprobación y el elogio de sus padres. Si no, habrá gestos de enfado y riñas, y la vida no será tan agradable para él. Su hijo le quiere y desea complacerlo, por eso su disgusto constituye un verdadero castigo.

Los padres suelen mantenerse firmes ante un comportamiento inconveniente durante algún tiempo, para ceder al final. El niño pide algo y se le dice que no; insiste y lloriquea, tira de la chaqueta de su padre. Al final, exhausto e irritado, éste se rinde ante la petición de su hijo para que le deje en paz. El niño ha aprendido que si se pone pesado durante un buen rato será recompensado. Si el padre, finalmente, llega a la conclusión de que deberá permanecer firme la próxima vez, necesitará una voluntad de hierro, ya que será una larga disputa (véase la página 92).

Quizás uno debería preguntarse: ¿qué efecto tiene este momento de debilidad —que podría ser comprensible—, este incumplimiento de mi palabra, en mi hijo? Si los padres no son coherentes, sólo lograrán a medias que el niño se comporte de la manera que ellos desean.

Si los padres se ven obligados a recurrir a gritos repetidos, lloriqueos implorantes y quejas, el niño aprenderá a desoír lo que se le dice. Logrará que los padres lleguen al borde de la exasperación cuando le llaman la atención. Los que están muy ocupados pueden replicar, con justicia, que el tiempo que disponen para ocuparse de sus niños es tan escaso que no siempre son capaces de cumplir las amenazas que utilizan para disciplinarlos. Sin embargo, a largo plazo, el tiempo que se malgasta en regañarles excede la inversión en tiempo y esfuerzo inicial que se necesita para enseñarles que los padres no dicen las cosas porque sí.

Por supuesto que la mayor dificultad consiste en que muchos padres se sienten tan afligidos después de castigar a sus hijos o de perder la calma, que de veras desean "hacer las pacés" con el niño; entonces, le piden disculpas una y otra vez o lo acarician. Los niños pronto se aprovechan de esta incoherencia y la recompensa no sólo anula cualquier influencia potencial del castigo anterior (es más probable que el mal comportamiento aumente y no que disminuya) sino que debilita la veracidad de las palabras y hechos de sus padres.

EQUILIBRAR LOS CASTIGOS CON EL ALIENTO POSITIVO

No se sentirá tan mal después de llamarle la atención a su pequeño (es decir, de castigarlo con severidad cuando la ocasión lo merezca) si usted encuentra los momentos adecuados para expresar sus sentimientos positivos. El castigo no dará resultado si no se lo *equilibra* con elogios, alientos (y otras *reacciones positivas*) para lograr la clase de comportamiento que usted desea.

Un niño *no* puede poner chocolate, caramelos, chicle u otras golosinas en el carrito del supermercado al llegar a la caja, si está ocupado colocando la compra en las bolsas del otro lado de la caja (véase la página 139). En este caso, el padre o la madre pueden elogiarlo y darle algún premio. En vez de darle la oportunidad de que arme un berrinche, con la consecuente pelea y el refuerzo del comportamiento desafiante, las palabras de agradecimiento de la madre o el padre aumentarán la posibilidad de que en el futuro el niño se muestre cooperativo. Estas tácticas son buenas: los padres refuerzan acciones que *compiten* directamente con comportamientos inaceptables. Sólo se requiere un poco de imaginación y planeamiento... ¡eso es todo! Ni siquiera el niño más maquiavélico puede ser bueno y malo *al mismo tiempo*.

Por desgracia, muchos padres suelen ser económicos en el empleo de elogios y en la observación de las actitudes prosociales (en oposición a las antisociales) —la clase de comportamiento que ellos dicen que desean—. En cambio, concentran su atención en los comportamientos negativos que no desean. Se comprobó que los maestros prestan atención a los alumnos dispersos y alborotadores tres veces más a menudo que a los correctos. Los padres hacen comentarios positivos acerca de sus hijos (por ejemplo, "bien hecho") con menor frecuencia que con las críticas. Teniendo en cuenta que el elogio cuesta tan poco, este es un dato lamentable que demuestran los estudios acerca de las relaciones entre padres e hijos. En consecuencia, sería bueno interesarse por las técnicas para fortalecer las acciones positivas con palabras y hechos positivos. La cooperación de los niños quedará asegurada si los guiamos hacia alguna acción o manera de pensar que deseemos. Emplee una combinación de sugerencias, evaluación de sus dificultades, elogios por sus esfuerzos y expresiones de satisfacción por su éxito.

Cómo alentar (reforzar) de manera eficaz

En la página 59 se trató el tema de la importancia de los reforzamientos, los incentivos de los que todos nosotros —y no sólo los niños— disfrutamos. Usted alienta o motiva a su hijo recompensando sus esfuerzos, pero no es tan sencillo como parece.

En primer lugar, debe asegurarse de que tanto usted como su hijo tienen en *claro* cuál es el comportamiento que se desea alentar/reforzar. Así que sea específico y preciso. Pregúntese: "¿Qué es exactamente lo que quiero que mi hijo diga y/o haga cuando le pido que sea bueno, educado, solidario, amable?" (o cualquier otro vago objetivo que los padres fijan para sus confundidas criaturas). Un ejemplo:

Petición del niño: "Mamá, ¿puedo ir a jugar con mi vecino esta tarde?".
Respuesta incorrecta: "Sí, si te portas bien".
Respuesta correcta: "Sí, si dejas de pelear con tu hermana y ordenas tus juguetes".

Cuando el niño cumpla con lo que se le pide, explíquele porqué lo que él hizo lo complace a usted: por ejemplo, "¡Muy bien! Has ordenado tus juguetes. Gracias". *Sus palabras deben ser cariñosas y entusiastas,* sin tampoco pronunciar un largo discurso. *Premie al niño inmediatamente* después de que haya cumplido con lo pedido. Prémielo en todas las oportunidades cuando esté aprendiendo algo nuevo (por ejemplo, dígale "gracias").

Ofrecer pistas

Con el fin de enseñarle a su hijo cómo debe actuar en determinadas circunstancias, instrúyalo para que identifique las características que diferencian las circunstacias adecuadas de las inadecuadas. Recompénsele sólo cuando actúe en la forma correcta (si cruza por el paso de cebra, cuando el semáforo se lo indica, por ejemplo).

Avanzar en forma gradual

Para alentar a su hijo a que actúe de un modo como nunca o rara vez había hecho antes, ayúdelo a dar pequeños pasos hacia ese objetivo recompensando cualquier acción que se aproxime al comportamiento deseado. No lo recompense por los "malos" comportamientos. Los criterios para premiar las aproximaciones del niño al comportamiento correcto se volverán cada vez más exigentes hasta que, al final, sólo se le premiará cuando adopte la actitud específica requerida.

REFORZAMIENTOS O INCENTIVOS ARTIFICIALES: INSIGNIAS Y PUNTOS

Los incentivos se consideran artificiales si las recompensas no se otorgan como consecuencia de un comportamiento fuera de la situación educativa (por ejemplo, darle estrellas si se viste solo).

Los niños que son verdaderos "demonios" no se muestran motivados si se los elogia o se les brinda otro tipo de recompensa social. Russell Barkley (un psicólogo americano, con amplia experiencia en la tarea de ayudar a los padres a disciplinar a sus hijos) sugiere incentivos más poderosos: fichas de póquer (o quizás botones, bolitas, ábacos) para niños de cuatro a ocho años, y un sistema de evaluación casero para los de nueve años en adelante.

Construya un "banco" con una caja de zapatos o una botella. Junto a su hijo, elabore una lista de privilegios a los que el niño podrá acceder si acumula insignias (bolitas) o puntos (en este caso, necesitará un anotador). En otra lista, escriba las tareas y las "buenas" acciones que quiere que su hijo realice. Establezca una tarifa: lo que cada tarea/buena acción vale, en insignias o en puntos. Cuanto más difícil sea la tarea, más insignias o puntos ganará su hijo. Explíquele el sistema en forma detallada y asegúrese de que esté de acuerdo. Déle un bono por los trabajos que haga especialmente bien.

Figura 1. Algunos reforzamientos sugeridos para el hogar

Cosas: colores, plastilina, cuaderno, dinero de juguete, jue-
                        gos de apuestas deportivas, trucos de magia, lápi-
                        ces, canicas, marcadores, libros, discos, comidas
                        favoritas, pequeños juguetes rompecabezas, cro-
                        mos, revistas, caramelos, patatas fritas, frutas,
                        estrellas, plantillas para dibujar, tapas de libros y
                        revistas.

Actividades: pintar dibujos, recortar figuritas, pintar/dibujar,
                        pegar adhesivos, mirar televisión, escuchar música,
                        jugar a juegos de mesa, hacer rompecabezas, visi-
                        tar a alguien, ayudar a los padres.

Privilegios: Acostarse tarde, elegir la comida, aumentarles la
                        mensualidad, contarles un cuento más largo, salir
                        con los padres (al cine, al fútbol, etcétera).

Privilegios sociales: Besos, abrazos, caricias (para los más pequeños),
                        una palmada en la espalda, palabras de alabanza
                        (¡Bien!) y aliento ("Lo estás haciendo bien. ¡Sigue
                        así!").

Es mejor utilizar las "cosas" —reforzamientos concretos— en caso de problemas disciplinarios severos, o cuando se desea recompensar un esfuerzo
sostenido, difícil o especial por parte de su hijo.

Rusell Barkley sugiere que, por ejemplo, a los niños de cuatro y cinco años se les pueden otorgar tres insignias por tareas
como vestirse sin protestar, recoger los platos de la mesa, ordenar los juguetes o irse a la cama temprano. Para los que tienen
entre seis y ocho años, propone de una a diez insignias con
recompensas más importantes por actividades o logros mayores. Rusell recomienda calcular aproximadamente qué cantidad
de insignias su hijo ganará en un día cualquiera si lleva a cabo
las tareas que usted le pide y se comporta de la manera que
usted intenta fomentar. Teniendo en cuenta el resultado de la
suma, decidirá cuántas insignias su hijo deberá pagar por cada
privilegio: elegir la comida, acostarse más tarde, dar un paseo
especial o comprar una nueva caja de colores. El psicólogo acon-

81

seja que los niños ahorren un tercio de las insignias que reciben por día para aquellos privilegios especiales.

En el caso de los niños mayores, los padres pueden utilizar un anotador o "libro mayor"; en la columna del haber se registran los puntos obtenidos por las buenas acciones o las tareas realizadas, y en la del debe, los puntos deducidos por faltas o tareas no cumplidas. Este castigo —restar puntos— no debe ser arbitrario: el niño o adolescente debe comprender con claridad el "costo" del mal comportamiento (véase pág. 100).

Los padres deberían *eliminar* el uso de los reforzamientos artificiales (insignias o puntos) cuando el niño logre aprender *bien* una cosa nueva, o cuando modifique un comportamiento problemático habitual. Disminuya en forma gradual la cantidad de insignias o puntos otorgados y no lo recompense tan a menudo (el niño deberá obtener más insignias para acceder a las mismas recompensas). Informe a su hijo de los cambios. Valore los continuos esfuerzos de su hijo con reforzamientos sociales y privilegios ocasionales.

DISCRIMINAR LAS RECOMPENSAS

Resulta difícil motivar a ciertos niños porque, como ya mencioné anteriormente, están acostumbrados a que se los colme de "premios" que no tienen relación con sus actitudes. No necesitan esforzarse para obtener, ni siquiera merecer, los elogios o la cascada de regalos que les proporcionan; en consecuencia, no reconocen una relación causal entre las buenas acciones y las recompensas. Los padres que se hallen frente a este problema deberían detenerse a considerar la posibilidad de ser más cuidadosos a la hora de aprobar a sus hijos y de controlar la respuesta a sus demandas, eso de dar y dar.

Las expectativas son muy importantes. Algunos niños poseen una baja autoestima y creen que siempre van a fracasar. Si un niño piensa que no va a aprobar un examen de matemáticas y sin embargo lo hace, el valor del reforzamiento que se le dé por el triunfo será incalculable. El fracaso puede motivar al niño brillante y capaz, y desalentar y poner en desventaja al que ya presenta problemas.

Aunque una recompensa quizá no represente un incentivo extra importante para el niño brillante, puede aumentar en gran medida la motivación de los menos afortunados. Los niños sobresalientes suelen creer que van a triunfar, por lo tanto el éxito y los elogios no les sorprenden ni los animan a mejorar su nivel de rendimiento. Como no esperan fallar ni recibir críticas, cuando esto sucede el efecto es muy poderoso. El castigo —por decirlo de alguna manera— resulta tan severo que duplican sus esfuerzos para evitar que la falla se repita. Por el contrario, los niños menos eficientes están convencidos de que cometerán errores y de que serán criticados, de modo que el castigo sólo servirá para que confirmen su mala opinión acerca de ellos mismos y para que abandonen sus esfuerzos. Pero los elogios o las recompensas les resultan experiencias tan conmovedoras y tiernas que duplicarán su empeño para que el hecho se reitere.

A menudo, los padres preguntan por qué deben recompensar a un niño por hacer algo que, de todas maneras, es su deber. La respuesta es que el niño *no* hace lo que debería desde el principio sino que debe ser estimulado. Aquí es donde las recompensas se vuelven útiles, como estímulos. Por ejemplo, si desea que su niño "demandante" sea paciente y espere hasta que usted pueda satisfacer sus peticiones, podría reforzarlo (recompensarlo) si espera durante diez segundos; la próxima vez lo premiará por una espera más prolongada y así sucesivamente.

Si usted desea que su hijo no abandone un hábito que ya tiene adquirido debería actuar de manera tal que no reciba una recompensa *cada vez* que lo lleve a cabo (el "reforzamiento continuo" se aplica sólo cuando el individuo está *aprendiendo* algo) sino sólo de cuando en cuando (la estrategia llamada "reforzamiento intermitente"). Las recompensas ocasionales, que experimentamos todos en nuestra vida cotidiana, ayudarán a que su hijo mantenga un patrón de conducta, *aun cuando usted no está junto a él para alentarlo.*

6
Hijos desobedientes, padres obedientes

"Nunca me presta atención... ¡hace lo que quiere!"; "Cree que estoy aquí para obedecerlo"; "Siempre me contesta cuando le regaño". Este catálogo de quejas representa un grupo de problemas disciplinarios relacionados entre sí.

¿Nunca ha sentido que usted (y su familia) giran alrededor de un niño obstinado y dominante? ¿Alguna vez ha creído, con pesar, que en vez de estar criando un niño obediente se estaba convirtiendo en un padre obediente? Si éste es su caso, no se desespere: *es* posible liberarse de la inaceptable "tiranía" ejercida por un niño (como suele suceder) o por un hijo algo mayor. Paradójicamente, si usted actúa, "liberará" a su hijo. Los niños necesitan sentir que sus padres son los que mandan; ellos no poseen la experiencia ni la sabiduría necesarias. Como ya señalé, no conozco a ningún niño que haga lo que quiere y, a la vez, se sienta feliz y sereno. También sé hasta qué punto puede un niño oprimir a sus padres; es más, en varias oportunidades no supe cómo actuar ante un testarudo de tres años de edad.

Por supuesto, todos los padres (y maestros) nos vimos alguna vez acorralados por un niño desobediente. Pero en este capítulo me voy a referir a un tipo de desobediencia en particular. El negativismo (a veces denominado comportamiento opositor) es una forma exagerada de resistencia: cuando el niño se vuelve obstinado y "contradictor", y a menudo hace exactamente lo contrario de lo que los padres desean. Para decirlo de manera más concreta, el niño atraviesa una etapa de "maldita obstinación". En general, esta conducta se origina aproximadamente a los dieciocho meses, alcanza su límite entre los tres y los seis años y luego disminuye con rapidez. Los varones suelen sufrir un rebrote de negativismo entre los diez y los once años.

Las razones por las que los niños no pueden "ser controlados" o, mejor dicho, no pueden "controlarse" son complejas y variadas.* Algunas se relacionan con el temperamento del niño; otras con las características físicas o emocionales de los padres y, por supuesto, con sus métodos disciplinarios (¡o con la ausencia de ellos!).

Resulta instructivo observar a un padre que está acostumbrado —quizá resignado— a que le desobedezcan. Es muy probable que esté haciendo una o más de las siguientes cosas cuando le pide algo a su hijo:

- se halla lejos del niño;
- emplea un tono de voz tentativo, implorante;
- formula una pregunta ("¿Por qué no ordenas los juguetes para ayudar a mamá?");
- demuestra resignación; sus ojos revelan el fracaso;
- acepta la derrota sin luchar;
- hace lo que el niño debería haber hecho (por ejemplo, ordena los juguetes).

Lo que sucede es que los niños que desafían a sus padres permanentemente suelen recibir una "retribución" por ser desobedientes. Estas recompensas consisten en:

- evitar las tareas desagradables (aburridas, difíciles, prolongadas) o rehusar hacerlas;
- obtener un soborno (los padres le dan un caramelo en la caja del supermercado para que no moleste);
- terminar con la paciencia de sus padres;
- conseguir lo que desea (el niño le quita un juguete a su hermano pequeño y los padres le permiten que juegue con el objeto en cuestión);

* Véanse de Herbert, M., *Caring for your Children: A Practical Guide* y *Living with Teenagers*.

- vencer la voluntad de los demás (el niño se siente importante o inteligente);
- atraer la atención (el niño consigue que la "audiencia" se fije en él).

ANTECEDENTES DEL COMPORTAMIENTO TIRANICO

La fórmula ABC (página 58) le ayudará a analizar los antecedentes de este comportamiento y a descubrir cómo podrá recuperar el control. Usted necesita saber qué es lo que da lugar al acto de desafío que antecede a este comportamiento y en qué circunstancias ocurre.

Reglas

Para ser desobediente, el niño debe violar una regla. ¿Las reglas generales de la casa ("órdenes permanentes") son

- claras (es decir, específicas)?
- comprendidas por los niños?
- justas?

¿Puede usted ponerse una mano en el corazón y decir que dejó bien claro qué es lo que al niño se le *permite* hacer (espero que sin restricciones innecesarias) y qué lo que *no*? De no ser así, siéntese y converse con su hijo; pero *no* espere hasta que los ánimos estén demasiado caldeados.

"Areas de desastre"

Casi con seguridad, algunas de las siguientes situaciones representan "áreas de desastres" para los padres:

- despertar al niño por las mañanas;

- asearlo y vestirlo;
- tomar el desayuno (o cualquier otra comida);
- enviarlo al colegio;
- lograr que obedezcan instrucciones o cumplan con peticiones durante el día ("Deja de molestar a tu hermana", "Guarda ese chocolate donde estaba", "No salgas a la calle");
- evitar que violen las reglas de la casa (no jugar con cerillas; no encender la televisión hasta que comiencen los programas infantiles; permanecer en la mesa hasta que todos terminen de comer; no sacar comida de la nevera sin permiso);
- evitar que interrumpan (molesten) a sus padres cuando están en el cuarto de baño, hablando por teléfono, cocinando;
- lograr que no entorpezcan las salidas al supermercado repitiendo incesantemente "yo quiero", cogiendo cosas de los estantes sin autorización, cogiendo berrinches;
- prevenir las peleas con sus hermanos;
- enviarlo a la cama a la hora que se le indica.

Ordenes y pedidos diarios

Los padres de niños desobedientes suelen fallar en algunos de los siguientes puntos. ¿Usted

- da *demasiadas órdenes*?;
- formula *pedidos vagos* ("¿No puedes ser más educado?" en vez de "Di 'por favor' cuando pides algo")?;
- *grita* sus órdenes desde lejos?;
- *critica* demasiados detalles en la conducta del niño, facilitando confrontaciones interminables y, en esencia, triviales? (Retomaré el tema de las "riñas" cuando hable de la disciplina y los adolescentes);
- formula sus órdenes/pedidos en un *momento poco acertado*? (Pedirle a un niño que se vaya a la cama en la mitad de un interesante programa de televisión implica provocar un conflicto. Advertir al niño que deberá irse a dormir cuando el

programa termine seguramente resultará mucho más productivo);

- le *permite* a su hijo que lleve a cabo sus *"travesuras"*? ¿No cumple sus amenazas de castigarlo? ¿Derrama un montón de órdenes ("¡No lo hagas!", "¡No lo toques!", "Deja de hacerlo... o *si no...*") sin preocuparse por si el niño las cumple hasta que de repente lo ataca con palabras o —quizás— acciones crueles para descargar su creciente ira y frustración?;
- le transmite "mensajes" (consciente o inconscientemente), por el tono de voz o por las críticas y la atención que le merecen los aspectos negativos del niño, que sugieren que *usted no está contento con su hijo*?;
- no encuentra el tiempo para compartir momentos agradables con él?;

COMO RECUPERAR EL CONTROL

Disciplina clara y justa

Recuerde las orientaciones 4 y 5 en las páginas 29, 30 y 31 referidas a las reglas de la casa, y evite restarle importancia a su método disciplinario con regañinas y sermones innecesarios (véase la página 102). Si siente que necesita ser exigente, cuestione las acciones de su hijo, *no* su persona. No lo llame "malo", "holgazán", "odioso". No lo amenace con llamar a la policía, irse de casa o enviarlo a algún lugar lejos de sus padres. Intente siempre ser perspicaz. ¡Hágase cargo! Demuéstrele al niño que usted no miente: emplee órdenes e instrucciones corteses pero que deberán ser cumplidas.

Identificar los temas problemáticos

Prevéngase de los temas problemáticos más comunes (en lo que se refiere a la disciplina) completando el cuestionario o una fotocopia de él (véase figura 2). ¡Estar prevenido es estar

89

armado con todo lo necesario! Luego daré algunos consejos acerca de cómo comportarse en determinadas situaciones.

Figura 2 Cuestionario de "temas problemáticos"

Mi niño es desobediente:

	A menudo	Rara vez	Nunca	Es un verdadero problema para mí
				Sí / No
En casa				Sí / No
De visita				Sí / No
En las salidas al supermercado o en los paseos				Sí / No
En la guardería o en el colegio				Sí / No
Fuera de casa				Sí / No

Mi niño me ocasiona problemas:

	A menudo	Rara vez	Nunca
Por las mañanas (por ejemplo, para vestirlo)			
A la hora de comer			
A la hora de acostarse			
Para quedarse en la cama			
Para mirar la televisión			
Durante el aseo/baño			
Cuando estoy ocupado (hablando por teléfono/ hablando con alguien/en el cuarto de baño)			
Cuando le pido que haga algo			
Cuando le pido que deje de hacer algo			
Para obedecer las reglas generales de la casa			
Para hacer los deberes			
En el coche/autobús			

Cómo emitir órdenes claras

Con el fin de lograr que sus órdenes y peticiones resulten efectivas, intente seguir los pasos que recomienda el psicólogo australiano Alan Hudson:

- Llame al niño por su nombre.
- Dé una instrucción *específica*.

- Mencione el tiempo (por ejemplo, "ahora" o "cuando hayas acabado el capítulo").
- Diga "por favor".
- Diga todo lo que quiere decir de una sola vez (afirme, *no* pregunte). No diga: "Sandy, ¿te vestirías para no hacer enfadar a mamá?" sino: "Sandy, quiero que te vistas ahora, por favor."
- Permanezca *junto* al niño cuando le hable; en el caso de un niño pequeño, arrodíllese para estar a su altura.
- Emplee un tono de voz amable pero *firme* (no implorante, ni lisonjero, ni halagüeño).
- Mire al niño cuando le hable. Podría resultar provechoso decir: "Sandy, mírame, por favor", y luego ordenarle algo. (En el caso de un pequeño disperso o hiperactivo, podría cogerle en brazos para que se coloque frente a usted y también podría pedirle que repita la orden para comprobar que la ha "registrado").

Orientación número 20: Formule sus pedidos/demandas de manera clara, firme y segura

Si el niño obedece en —supongamos— diez segundos, responda de manera clara y predecible; haga lo mismo si el niño ignora o rehúsa satisfacer alguna petición después del mismo lapso. La obediencia origina respuestas positivas (un "gracias" o un elogio); la desobediencia, respuestas negativas (la pérdida de algún privilegio, de salidas [véase página 96]).

Cambiar las consecuencias

La importancia de las consecuencias (recompensas, sanciones y castigos) se puede ilustrar con un ejemplo del ambiente familiar.

Andrew había comenzado a dar sus primeros pasos cuando yo lo conocí; era experto en coger berrinches cuando no conseguía lo que quería. Les aconsejé a sus padres que no recompensaran el mal comportamiento de su hijo (es más, *que le hicieran pagar un precio muy alto por él*), pero que *a su vez* premiaran sus actitudes cooperativas. Esto es lo que les dije:

Andrew no ha aprendido a controlar aún su temperamento. Se "deja llevar" por un berrinche escalofriante —se golpea la cabeza contra la pared, patalea, grita, berrea— cuando no consigue lo que pretende, como cuando usted insiste en que haga algo, ignora sus palabras o les presta atención a otras personas cuando el pequeño desea que usted le atienda sólo a él. El niño (en general) logra su objetivo; presiona a sus padres para que cedan: una situación muy gratificante desde el punto de vista del niño pero muy poco gratificante (y hasta a veces humillante) desde el de los padres. De cuando en cuando, éstos se mantienen firmes en sus exigencias, lo que implica que Andrew no recibe mensajes del todo coherentes: el niño no puede predecir las consecuencias de *sus* inapropiadas actitudes porque *sus* reacciones (las de los padres) no son predecibles. A veces (pero con muy poca frecuencia), los padres castigan su mal comportamiento, por lo general cuando hay visitas. Otras, lo ignoran, como en el supermercado, por ejemplo. Generalmente lo "recompensan" y, en consecuencia, es más factible que el hecho se repita. Andrew aprendió que tendrá más oportunidades de obtener lo que desea cuanto más violentos y espeluznantes sean sus berrinches.
Pero llegó el momento de modificar las viejas *consecuencias* y de aclararle al niño que su mal comportamiento no sólo dejará de ser recompensado sino que tendrá resultados desagradables que lo harán renunciar a los berrinches. Los padres ya intentaron el método de la bofetada, que pone al niño de peor humor y que a ellos les entristece. Ahora probarán con otro denominado causa-efecto: en pocas palabras, multar sus berrinches

(véase la página 100). Pero a su vez deberían premiarlo por ser obediente, por pedir las cosas de buena manera y por controlar su temperamento. Sus progresos se registrarán en una tabla de estrellas y se le enseñará cómo puede obtener privilegios coleccionando un número determinado de estrellas (véase la página 80).

Las consecuencias en la forma de sanciones y castigos constituyen el tema del próximo capítulo.

7
Sanciones y castigos

Muchas personas creen de veras que se puede educar a los niños sin castigarlos. Si por castigo entienden castigo físico, los comprendo, y comparto casi plenamente su opinión (aunque muchos padres sostendrían que este consejo es muy difícil de aplicar). Si por el contrario entienden cualquier otro tipo de sanción no necesariamente física, no estoy de acuerdo con ellos (por razones que después explicaré). Es importante analizar todos esos puntos, ya que están muy presentes en la conciencia de la gente cuando se habla de disciplina.

Orientación número 21: Dígale al niño lo que debería hacer, y también lo que no

Me ha costado un gran esfuerzo enfatizar los aspectos *positivos* de la disciplina. Las consecuencias positivas (las recompensas sociales tales como los elogios) le indican al niño qué es lo que *debería* hacer. Los castigos —o sanciones, como prefiero llamarlos, ya que la palabra "castigo" se asocia con la violencia física— le indican lo que *no debería* hacer. De hecho, las consecuencias positivas no siempre bastan cuando se emplean solas. En ciertas ocasiones, deberá hacer que el niño *pague un precio alto* por su mal comportamiento.

Para el niño, la ignorancia equivale a un castigo, aunque usted no lo vea así. En el capítulo 4, sugerí ignorar cierto tipo de comportamiento inadecuado. Aunque entiendo que hay conductas (como la agresión) que usted simplemente no puede ignorar. Por supuesto. Aquí es cuando el período de exclusión puede resultar de utilidad, en especial en situaciones tensas y enojosas. También puede servir cuando el niño se obstina y dice: "¡No lo haré!". Ignorar es contraproducente en tales oportunidades.

PERIODO DE EXCLUSION [*TIME-OUT*]

Este procedimiento se utiliza con la intención de reducir la frecuencia de un comportamiento inadecuado, negándole al niño cualquier oportunidad de que adquiera un reforzamiento (por ejemplo, terminar con la paciencia de los demás, salirse con la suya, convertirse en el centro de atención) por su falta. Es posible que usted haya utilizado una variación de este método. Existen tres formas de exclusión:

• Período de exclusión de la actividad: se le prohíbe al niño participar en una actividad entretenida, pero puede observarla. Por ejemplo, si arma un alboroto durante un juego de salón, se le obliga a sentarse lejos de la mesa de juego.
• Período de exclusión de la habitación: al niño se le prohíbe que participe en la actividad, y también que la observe, pero no se lo aísla totalmente: por ejemplo, se lo obliga a quedarse en un rincón o sentado en una silla.
• Período de exclusión en otro sitio: se saca al niño de la habitación. (Si pretende entrar antes del momento indicado, mantenga la puerta cerrada pero *no* discuta *ni* hable con él).

Si este método no funcionó con su hijo, quizá no lo haya aplicado de la manera correcta. Se debe actuar con cuidado y su empleo debe ser *preciso, coherente y persistente*. Las investigaciones han demostrado que esta técnica es la más efectiva en los casos de desafío y de la consecuente y predecible agresión.

La forma correcta de utilizar el período de exclusión es la siguiente (véase también la figura 3). Se le advierte al niño de antemano qué clase de comportamientos se consideran inadecuados y sus consecuencias. La exclusión no debe prolongarse por más de cinco minutos. Dos o tres minutos bastan para niños en edad preescolar.

Como ejemplo, imaginemos que usted formuló su pedido/ orden de la manera descrita en la página 91. Cuente hasta diez (pero *no* en voz alta). Si en este lapso el niño ni siquiera se movió o si dijo: "No lo voy a hacer", repita la orden con un tono de voz más enérgico. Si tampoco esta vez obedece de inmediato, dígale: "Si no haces *ahora* lo que te he pedido, te vas a la otra habitación". (O a uno de los rincones de la habitación en la que el niño se halla, o a alguna parte de la casa que sea *solitaria y segura y que no le dé miedo*, son las otras opciones. Es preferible no enviarlo a su dormitorio para que no lo asocie con los castigos.) No arme un escándalo; es vital que usted aparente mantener la calma *y* el dominio de la situación, independientemente de lo alterado que se sienta. Vuelva a contar hasta diez. Si su hijo continúa desafiándolo, sáquelo de la habitación. *No* haga ningún comentario durante el trayecto. (Las peleas, las discusiones y las polémicas acerca de "lo correcto o lo incorrecto" del castigo resultarían totalmente contraproducentes.) Antes de dejar al niño solo en la otra habitación (período de exclusión), dígale: "Quédate aquí hasta que yo te avise". Cuente los tres minutos. Cuando regrese, pregúntele a su niño con calma: "¿Vas a hacer lo que te he pedido?". Esta debería ser su actitud en el caso de que el niño le desafíe. En el caso de una agresión (pellizcos, insultos, berrinches), pregúntele: "¿Prometes no hacer eso otra vez?".

Después que el niño lleve a cabo su petición (por ejemplo, ordenar sus juguetes) pero *no* antes, dígale: "*Me gusta* que me obedezcas". Busque una oportunidad nueva y adecuada de elogiar a su hijo por un comportamiento adecuado. Si el niño insiste en no hacer caso, deberá repetir los intervalos de tres minutos varias veces. ¡Sea perseverante!

Si aplica la técnica del período de exclusión en forma coherente y en los momentos oportunos, no pasará mucho tiempo antes que el decir "Te vas a ir", en forma de advertencia (más un gesto o una mirada), baste para dominar una actitud desafiante o agresiva.

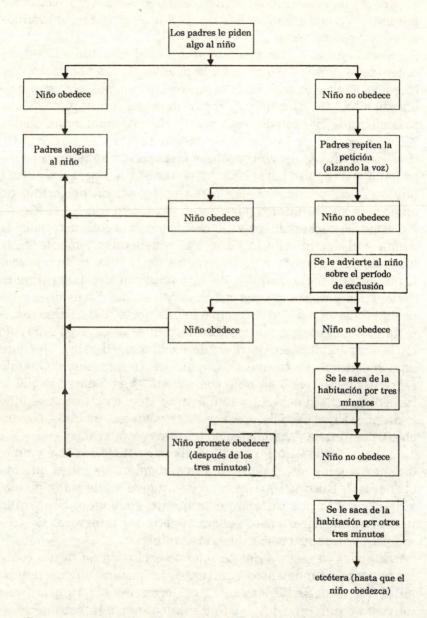

Figura 3. Un ejemplo de las etapas en la aplicación del período de exclusión

Deberían considerarse los siguientes puntos:

- Siempre son preferibles, cuando es posible, el período de exclusión de la actividad o de la habitación a la exclusión en otro sitio.
- La técnica del período de exclusión resultará exitosa sólo si forma parte de una estrategia *dual* en la que también se incluyan recompensas para los comportamientos adecuados.
- Cuanto más "difícil" le resulte al niño que se le aleje del centro de atención o de cualquier cosa que considere gratificante del mal comportamiento, más efectivo resultará el período de exclusión. (Es por eso que éste debería ser lo más aburrido posible; entonces se convertirá en una verdadera sanción).
- No arme un alboroto cuando el niño haya finalizado su sanción.
- Si esta técnica se aplica con firmeza, en forma insistente pero gentil, el niño se dirigirá a la otra habitación manso como un cordero. Sin embargo, en una minoría de niños puede provocar actitudes agresivas y rebeldes; en especial si deben ser llevados por la fuerza a la otra habitación, o si se les debe cerrar la puerta para que se queden allí. Usted es el mejor juez para decidir cuándo este enfoque resulta contraproducente. Con los niños mayores, más fuertes y más rebeldes, quizá la técnica no pueda llevarse a cabo; es mejor que considere la de causa-efecto (que se describe a continuación).
- Cuando resulte difícil aplicar el período de exclusión porque el niño ya es grande, el padre o la madre (es decir, la fuente principal de reforzamiento) podría irse al cuarto de baño, con una revista, y salir cuando todo haya pasado.
- Cuando se halle fuera de su hogar, piense en alguna manera novedosa de alejar a su hijo durante un rato de las actividades que se están llevando a cabo (véanse las páginas 110 y 111).

Prohibirle a un niño pequeño y travieso que juegue, pero permitirle que observe a los demás mientras lo hacen, también puede dar resultado. Los investigadores compararon este método —alejar a un niño agresivo del juego durante un minuto— con una riña y una orden de no golpear y con otro método de distracción (cambio en el foco de interés) hacia otro juego. La técnica de retirar del juego resultó mucho más efectiva que las regañinas o la redirección cuando se trataba de controlar actitudes agresivas.

CAUSA-EFECTO (MULTA)

Los procedimientos de causa-efecto implican la pérdida de recompensas o privilegios al alcance de la mano, tales como salir a jugar o acostarse más tarde un viernes por la noche. Por ejemplo, no terminar los deberes puede causar la prohibición de mirar televisión.

Con el fin de que un niño deje de actuar incorrectamente, usted debería tomar medidas para terminar con una situación desagradable de inmediato, orientando el comportamiento en la dirección deseada. Por ejemplo, cada vez que tira un juguete y ocasiona un posible peligro, se debe guardar el juguete en cuestión.

Si su hijo hace algo que a usted no le gusta, como perder la calma con demasiada frecuencia, usted puede *aumentar* su capacidad para pensar y mantener la calma sancionándolo cada vez que no lo haga; de esta manera; "incentivará" sus esfuerzos por serenarse. Por ejemplo, si usted dice: "Donna, si no reflexionas y sigues pegándole a tu hermana, no te dejaré que vengas conmigo a la feria", la niña se afanará en obedecer a su madre. Evitará el castigo si actúa de la manera adecuada. Es posible que los padres no tengan que aplicar la sanción si la niña cree —por experiencias anteriores— que cumplirán su amenaza. *Coherencia* y *perseverancia* son palabras clave en las primeras etapas del aprendizaje, en especial con ciertos niños dispersos (hiperactivos) a quienes les resulta difícil concentrarse durante demasiado tiempo como para aprender las lecciones de la vida.

Los psicólogos denominan *reforzamiento negativo* al principio general en el cual se basa la técnica de causa-efecto. Si el niño hace lo posible por *evitar* una reacción desagradable, reforzará el comportamiento que usted desea alentar; en consecuencia, se incrementarán las posibilidades de que este comportamiento se repita en circunstancias similares. Las técnicas de reforzamiento negativo ofrecen a los padres (y a los maestros) tres métodos educativos. De una manera u otra, usted está aplicando uno de los siguientes:

- "Si haces lo que quiero, no te castigaré".
- "Si no haces lo que quiero, te sancionaré".
- "Si no haces lo que quiero, te quitaré el premio que te di".

Es muy común que los padres respondan a una desobediencia dejando sin efecto un privilegio: por ejemplo, "Eres un irrespetuoso; hoy no saldrás" o "Te dije que no salieras a la calle, así que no te compraré un helado". Si amenaza al niño con suspender algunos de sus privilegios si hace X, Y o Z, asegúrese de poder cumplir lo que dice. Si le advierte: "No te dejaré ir a ninguna fiesta" o "No podrás salir a jugar durante una semana", cuando usted se calme probablemente recapacitará, cambiará de idea y perderá credibilidad ante el niño. De modo que las multas/tarifas no deben ser excesivamente caras, sino proporcionales a la acción que se está sancionando.

REFUERZO CORRECTOR

Enseñar a los niños a reparar sus malas acciones es importante; reforzar la corrección lo es más. El niño no sólo debe remediar la situación causada por su negligencia o transgresión sino que también debe "reforzar" dicha corrección para lograr una situación mejor. En otras palabras, usted propicia un nuevo comportamiento con el fin de que se convierta en un hecho rutinario. Haga que el niño lleve a cabo comportamientos positivos físicamente incompatibles con los negativos.

Por ejemplo, si un niño le quita y le rompe el bolígrafo a un compañero, se le exigirá que ahorre dinero no sólo para comprar un nuevo bolígrafo sino también un pequeño regalo en señal de arrepentimiento. Cuando lo haya hecho, se premiará al travieso. Si un niño pincha las ruedas de la bicicleta de otro niño adrede, no sólo tendrá que arreglar el pinchazo sino que deberá engrasar y limpiar la bicicleta.

REPRIMENDAS (CRITICAS/GRITOS)

Una "riña", ya sea a altísimos decibeles o en un tono de voz bajo pero cortante, es probablemente la forma de sanción más frecuente. Se sabe que los padres de niños agresivos emplean las reprimendas y la ridiculización con mayor frecuencia que los demás padres. También existen evidencias de que una reprimenda verbal suele ser menos efectiva que las otras técnicas en distintas situaciones disciplinarias. Sin embargo, de la misma manera que existen grados de castigo físico, hay diferentes tipos de castigos verbales. A pesar de que las reprimendas y las críticas reiteradas pueden resultar contraproducentes, el efecto de un verdaderamente enérgico y convincente "¡No!" —el tipo de "impacto" verbal breve y estridente que una madre logra cuando ve que su hijo intenta meterle el dedo en el ojo a su hermano menor— puede resultar muy indicado.

CASTIGO FISICO

En la mente de muchas personas, la palabra "castigo" equivale a castigo físico: bofetadas, golpes y cosas por el estilo. No debemos sorprendernos de que los padres que se oponen al castigo físico afirmen que nunca han castigado a sus hijos. Sin embargo, nadie puede negar que aun los padres más permisivos castigan a sus hijos, con intención o sin ella, en la tarea de socializarlos. El psicólogo Richard Walters lo explicó de la siguiente manera:

102

Gran parte de los padres permisivos, que jamás pensarían en golpear o en herir a sus hijos, los amonestan con una palabra severa o los envían afuera de la habitación por haberse comportado mal. Este tipo de actitudes puede resultar tanto o más hiriente que un golpe muy violento. De ninguna manera gritar o sacar de la habitación a un niño son castigos secundarios si los comparamos con estímulos dolorosos más "fundamentales". A pesar de que un número de teóricos definieron el castigo como un "estímulo doloroso", la mayoría de los aparentes castigos que experimentan los niños a diario no son, estrictamente hablando, dolorosos.

Walters señala: "Por desgracia, se enfatizan con demasiada frecuencia los efectos dolorosos, extremos y quizás infrecuentes de los castigos, mientras se ignoran las 'espinas y pequeñas sacudidas' cotidianas que pueden cambiar nuestros hábitos y, es más, nuestros destinos de manera persistente, lenta y efectiva". Por ejemplo, algunos padres se especializan en amenazas, en particular las contraproducentes y temibles, las que mencionan a policías, monstruos y secuestradores que haran daño o se llevarán a los niños si no obedecen.

La mayoría de los padres dan una bofetada a sus hijos de vez en cuando. En un famoso estudio realizado por John y Elizabeth Newson en Nottingham, *Four Years Old in an Urban Community* (1970), la cifra indicaba un 97 por ciento. La mitad de las madres reconocieron que lo hacían cuando se enfadaban; el resto lo utilizaba deliberadamente como técnica disciplinaria. A pesar de la "popularidad" de esta forma de castigo, muchos padres se sienten culpables cuando abofetean a sus hijos; también desean saber si los castigos —ya sean físicos o psicológicos— son de alguna utilidad.

¿Qué se le puede decir a una madre que se queja porque su hijo insiste en hacer algo que no sólo resulta fastidioso sino peligroso? Distraerlo no da resultado; hablarle tampoco; finalmente, sólo un bofetón termina con la tensión y las reprimendas. Y la madre agrega: "A veces hasta creo que lo que intenta

103

conseguir es que le pegue; me pone a prueba, me exaspera."
¿Cuál es el daño si, de cuando en cuando, la madre se deja llevar por su enfado y le da una bofetada? Probablemente, un cachete inserto en una situación familiar de amor y comprensión no resultará demasiado perjudicial; siempre y cuando el castigo no sea severo o excesivo.

Las investigaciones coinciden en que el castigo físico sí "funciona" en un sentido limitado: suprime determinados comportamientos de forma rápida y definitiva si las conductas deseables y alternativas (competitivas) se alientan con reforzamientos positivos (recompensas).

La mayoría de los castigos físicos que emplean los padres no pretenden ser ni se consideran particularmente dolorosos. En términos generales, representan señales de advertencia (como los mordiscos y manotazos de la protectora mamá osa) o de desagrado. En este sentido, constituyen un sistema de comunicación entre padres e hijos; suelen aparecer al final de una cadena de hechos irritantes —interminables disputas entre los padres y los hijos— y transmiten un claro mensaje: "¡Basta! ¡Ya no aguanto más!".

"Dar una bofetada" o "pegar un azote" son, por supuesto, eufemismos; se refieren a una respuesta controlada y sopesada a una provocación. No se relacionan tanto con lo *físico* como los "latigazos" o los "golpes". Y, por cierto, las bofetadas de algunas madres humanas son el tipo de "impactos breves y efectivos" que constituyen una forma leve de condicionamiento aversivo.

Para los críticos del castigo corporal, esta racionalización (como seguramente la considerarían) no basta. Creen que existe una estrecha relación entre una actitud permisiva respecto del castigo físico y el maltrato infantil, y que deberían existir leyes que prohibieran a los adultos castigar a los niños, incluso a los propios. Arguyen que los niños son personas, no pertenencias, y que si golpear a una persona es un delito, también debería serlo en el caso de los niños.

Por desgracia, dar bofetadas tiende a convertirse en un hábito. Algunos padres no poseen sentido común ni dominio de sí mismos; otros no comprenden que un golpe en la cabeza

104

del niño o en otras partes del cuerpo —o incluso un sacudón violento— puede resultar peligroso, y hasta fatal; otros emplean la agresión con frecuencia. Sin embargo, si hay un principio que ha sido confirmado una y otra vez por las investigaciones científicas, es el de que la *violencia física* es el reforzamiento negativo menos eficaz cuando se trata de *moldear el comportamiento de un niño*. Todas las pruebas reunidas hasta la fecha —que son muchas— demuestran que el castigo físico (causarle dolor al niño de manera intencional) quizá termine con el comportamiento que se intenta inhibir, pero no forma el carácter.

La violencia (y estoy empleando deliberadamente una palabra que denota una seria agresión) engendra violencia. El niño aprende que tener poder equivale a tener razón. Es más probable que los delincuentes hayan sido víctimas de más ataques —crueles, persistentes y aun premeditados— por parte de los adultos, que los que no lo son. Se ha demostrado que los niños castigados por fumar en el colegio reinciden con mayor frecuencia que los que no lo han sido.

Allan Fromme, un terapeuta y psicólogo clínico, nos explica por qué cree que los castigos excesivos y persistentes constituyen una política destinada al fracaso:

- Si usted le pega al niño, le está enseñando que le tema y le odie.
- Usted le está formando para que obedezca de forma arbitraria a su conciencia, en vez de lograr que acepte y comprenda las normas éticas.
- Si usted también se muestra malhumorado, le ofrece un mal ejemplo.
- El empleo de la fuerza bruta requiere menos habilidad e inventiva que cualquier otra técnica.
- En realidad, las bofetadas pueden enfatizar el mal comportamiento de su hijo más que eliminarlo.
- El objetivo de la disciplina es controlar el *deseo*, no sólo la conducta.

Sin embargo, el doctor Benjamin Spock señala que si un padre o una madre enfadados se controlan y no le pegan a su niño, quizás expresen su mal humor de otras maneras, por ejemplo, regañándolo durante horas o haciéndolo sentir culpable. Spock no está a favor de las bofetadas, pero cree que son menos destructivas que una desaprobación muy prolongada, ya que despejan las tensiones de los padres y del hijo. Así es como fundamenta su consejo:

El castigo correcto es el que les parece correcto a los padres y demuestra ser eficaz. Todo depende de los padres, del niño y de la falta.

Un cachete en la mano o en el trasero puede obrar maravillas en una determinada combinación padre-hijo. Pero puede provocar remordimiento a otra madre durante horas; o causar la ira de otro niño. Aislarlo durante cinco minutos en su dormitorio puede serenar a un niño; otro puede enloquecer a su familia con su llanto durante una hora. Las multas o la suspensión de privilegios son más apropiados para los niños en edad escolar, y si son justas y se llevan a cabo pueden apelar a su sentido de la justicia. De no ser así, pierden todo valor moral y sólo provocan rencores y peleas.

De modo que no existe ningún sistema de castigos que sea perfecto ni que dé el mismo resultado en dos familias ni que dé frutos automáticamente.

Los castigos *por sí solos* nunca han transformado un comportamiento malo en otro bueno, ni siquiera por un tiempo.

La disciplina se basa principalmente en el respeto y el amor mutuos. Durante la infancia debe reforzarse con la educación, la firmeza, las advertencias. Castigar es una forma de advertir, una forma particularmente enérgica que se emplea en casos urgentes —en la que se involucran sentimientos profundos— para lograr que un niño retome el buen camino.

En pocas palabras:

- Lo más importante es el entorno del castigo físico. Los métodos punitivos empleados *con persistencia* en un entorno de actitudes hostiles y de rechazo por parte de los padres provocan problemas a largo plazo. La bofetada ocasional inserta en una familia protectora y feliz no va a afectar la psique del niño.
- El verdadero problema de recurrir a las bofetadas es que resulta demasiado fácil. No requiere prácticamente ningún esfuerzo mental y, *a corto plazo*, funciona. Una bofetada pone fin a las travesuras del niño y alivia a los agobiados padres, lo que aumenta la posibilidad de que le vuelvan a pegar en circunstancias similares y de que esto se convierta en un modo de vida. (Sin embargo, este es un aspecto de la educación de los niños en el que resulta demasiado fácil pontificar desde la torre de marfil, proponiendo valores idealistas y soluciones utópicas que deben sonarles algo irónicas a aquellos padres ocupados que tienen a su cargo varios hijos.)
- Una bofetada puede terminar con un comportamiento indeseado pero no le propone al niño conductas alternativas: las cosas que *debería* hacer.
- En ciertos casos extremos, como cuando el niño insiste (a pesar de las advertencias y explicaciones previas) en bajar corriendo a la carretera, no se debe considerar de principal importancia el punto anterior. La meta de los padres es clara: obligar al niño a que abandone un comportamiento potencialmente peligroso, no enseñarle alternativas.
- Si los padres pretenden que el niño aprenda a ser solidario, honesto, amable (o cualquier otra virtud), una bofetada no ayudará. De hecho, puede resultar contraproducente, ya que produce un estado de gran excitación emocional (ira o ansiedad) que interfiere de manera notable en el aprendizaje de nuevas destrezas y conductas.

Quizá se debería recurrir a las bofetadas en última instancia y, aun en ese caso, indicarían una falla en la comunicación entre padres e hijos. En general, los niños capaces de comprender una explicación y que disfrutan de una relación de confianza y afecto con sus padres prestan atención a prohibiciones y pedidos enunciados con *firmeza*, en especial si saben por qué son necesarios. Una madre comenta:

> No les pego a mis hijos. No recuerdo haberles pegado en serio jamás. A veces sentí deseos de pegarles y bueno, otras veces cuando molestan suelo decirles: "A vuestra habitación", y si no lo hacen de inmediato les doy un cachete en el trasero, pero eso es todo. No creo que a eso se lo pueda llamar una paliza. En realidad, ese pequeño golpe alivia un poco mis tensiones; no les duele, pero saben que la cosa va en serio. Comprenden que estoy enfadada, no por el golpe, sino por mi tono de voz.

CONSECUENCIAS LOGICAS Y NATURALES

Las sanciones que nos impone la vida y la ingrata realidad nos enseñan acerca del "valor" de nuestras faltas. Rudolf Dreikurs sugiere que los padres deberían utilizar las consecuencias naturales de la vida —la realidad de la situación— más que su poder para controlar el mal comportamiento de sus hijos. Por ejemplo, si el niño golpea un juguete con fuerza reiteradamente, y la *consecuencia natural* —el juguete se rompe— sucede, el niño aprenderá el resultado de sus acciones. La experiencia es lo que obtenemos de nuestros errores. Pero algunos padres no les permiten a sus hijos experimentar las consecuencias de sus acciones. Los padres (algo muy comprensible) tienden a proteger a sus hijos. Los salvan "de ser pescados" colgándose *ellos mismos* del anzuelo. A la larga, deberán enfrentarse con los problemas que les presente esa criatura inmadura y alejada de la realidad.

La *consecuencia lógica* se origina cuando el padre o la madre intervienen y (como en el ejemplo anterior) *le quitan el juguete* mientras le señalan que él ha "elegido" o decidido no jugar con ese juguete por un tiempo determinado debido a su actitud (una forma de causa-efecto). El niño *debe* tener la edad suficiente como para comprender cuáles serán las consecuencias naturales. En el caso de los niños mayores sería conveniente que los padres les advirtieran su intención de emplear este método.

Dos ejemplos:

* El niño no se levanta cuando su madre lo llama por la mañana; pierde el autobús escolar, llega tarde a la escuela y la maestra le llama la atención.
* El adolescente no coloca su ropa en el cesto para ropa sucia como se le indica; la madre no la lava. Por fin llega el día en que él debe usar determinada prenda para ir a una fiesta y se encuentra con que aún está sucia.

Es importante recordar que las consecuencias lógicas nunca deben utilizarse como amenazas sin sentido. Si usted dice: "Si no dejas de pelearte con tu hermana, no podré terminar la faena ni tampoco tendré tiempo de contaros un cuento", debe prepararse para hacer cumplir las consecuencias planeadas pero lógicas. No ceda ante las lágrimas ni los ruegos. Apriete los dientes y conténgase. Las consecuencias naturales de una falta (si no fueron previstas ni anunciadas) podrían disgustar al niño. *Si* permite que su hijo experimente estas consecuencias (excepto que alguna de ellas pudiera dañarlo), él habrá aprendido sin necesidad de sermones, reprimendas o bofetadas. Las experiencias provenientes de la realidad nos ofrecen una lección provechosa. Así que no intervenga, *a menos que* las implicaciones o consecuencias del comportamiento de su hijo resulten nocivas, irreversibles o, en algún sentido, peligrosas.

METODOS COMBINADOS

Las sanciones y las recompensas pueden combinarse con el fin de modificar el comportamiento de un niño. En el capítulo 6 mencioné algunas "áreas de desastre"; en la mayoría de estas situaciones resulta difícil (o embarazoso) aplicar las técnicas disciplinarias. El niño sabe, o piensa, que sus tácticas sumamente astutas le han colocado a usted en desventaja; usted se vuelve indefenso ante sus visibles (en realidad, audibles) berrinches y desafíos en sitios públicos, ya sea un supermercado, un medio de transporte, la plaza o durante una ceremonia religiosa o una visita al médico. En tales ocasiones, los padres podrían combinar los métodos que ya analizamos de la manera que el psicólogo Michael Griffin sugirió:

- Antes de cada salida, explíquele al niño cómo desea que se comporte. Si va de compras, deténgase en la puerta del comercio y repase las reglas y las consecuencias. Señale con claridad qué clase de comportamientos son incorrectos. Siempre que sea posible, asígnele un trabajo: por ejemplo, que lo ayude a encontrar las cosas en los estantes del supermercado. Si puede, ayude a su hijo a ensayar los comportamientos correctos cuando todavía estén en casa.
- Lleve una "libreta negra" y registre en ella las faltas; con el niño ante usted, describa la acción en forma breve (tal como "se alejó de mi lado en el supermercado"). Primero, advierta al niño que anotará la falta en la libreta si no modifica su actitud. De la misma manera, *elogie a su niño cuando se comporte de forma correcta* y apunte la buena acción en una hoja separada (tal como "ayudó a llevar las bolsas"). Una vez en casa, convierta las anotaciones en insignias o puntos de más o de menos (véase la página 81). Si el resultado final es negativo, el niño podría perder el privilegio de ver su programa favorito de televisión (vea causa-efecto en la página 100).
- Con frecuencia, las sanciones y recompensas pueden otorgarse en el momento. Por ejemplo, si el niño permanece a su lado durante todo el recorrido en el supermercado, usted podría premiarle comprándole un regalo a la salida. Establezca las condiciones antes de entrar en el supermercado: "Te compraré un libro si no te mueves de mi lado mientras

hago las compras". Lo mismo ocurre con las sanciones: por ejemplo, encerrar al niño en el coche por cinco minutos mientras usted se queda afuera (no deje al niño en el coche si usted no está cerca). Si está conduciendo, podría detener el automóvil durante unos pocos minutos como sanción, y rehusar dirigirle la palabra hasta que modifique su actitud.

El siguiente caso demuestra cómo se puede combinar una sanción como el período de exclusión, con un reforzamiento positivo de conductas prosociales.

Gary tenía seis años y medio; era considerado un niño insoportable. Solía gritar a sus padres y también insultarlos; tenía berrinches violentos durante los que golpeaba y pellizcaba a la gente y a los muebles, y daba alaridos hasta conseguir lo que quería. Era desobediente y desafiante y parecía que disfrutaba con las peleas con sus padres. Al observar a Gary, resultaba evidente que la conducta del niño se reforzaba en gran medida por la atención que sus padres le prestaban y por el hecho de que el pequeño solía conseguir lo que pretendía después de los berrinches y los gritos.

No resulta sorprendente que, en este entorno, las relaciones familiares se deterioraran y que, en las raras oportunidades en las que Gary —rechazado por los demás— se comportaba correctamente, nadie lo notara; es decir, sólo le prestaban atención cuando su conducta era antisocial.

Para poder controlar los gritos y los berrinches asociados con la desobediencia, los padres comenzaron a alejar a Gary de la habitación tan pronto empezaba a gritar. Podía regresar si se serenaba y aceptaba cumplir con lo que se le había pedido. Los padres lograron eliminar las reacciones intimidatorias casi por completo. Al mismo tiempo, prestaron mayor atención al comportamiento prosocial de Gary —obediencia, cooperación— y comenzaron a premiarlo con insignias que luego podía intercambiar por un privilegio (acostarse más tarde) o por algo que le agradara (jugar con sus padres a algo en especial).

Este programa se diseñó para mejorar la relación entre Gary y sus padres mediante actividades de reforzamiento mutuas. Cuando el programa finalizó, Gary se sentía más feliz, se comportaba de un modo más prosocial y se llevaba mucho mejor con sus padres.

Este caso ejemplifica cómo se pueden modificar las actitudes con un cambio en el comportamiento. Si se modifica el comportamiento más problemático de un niño, ellos sienten que complacen a sus padres, y los progenitores —que pasaron por la experiencia de rechazar e incluso insultar a sus hijos— disfrutan la experiencia de ser padres.

8
Comprender el enfado y la agresión

Un niño expresa su enfado de diferentes maneras. Puede agredir a otros en forma física o verbal, gritando todos los insultos que conozca; o puede destruir, dañar o destrozar intencionalmente cualquier cosa a su alcance cuando pierde el control. Muchos niños atraviesan etapas en las que pegan, muerden y hasta intimidan a otros (en especial a sus hermanos menores). Por suerte, los padres *pueden* hacer mucho para apaciguar este comportamiento agresivo. Si usted le pega más fuerte para que vea "cómo duele", su enfado aumentará y querrá vengarse; además le enseñará que, como usted es más grande y más fuerte, siempre será el ganador.

Peleas y luchas encarnizadas

Si ve que su pequeño intenta hacerle daño a un compañero, aléjelo del lugar sin pegarle y trate de distraerlo con otra cosa. Si el niño suele dominar a otros pequeños de su misma edad, haga que juegue con niños más grandes, que no tendrán problemas en hacer que les obedezca.

No resulta fácil cambiar los compañeros de juegos cuando se trata de hermanos, y muchos padres me confiesan su preocupación por las aparentemente interminables peleas entre sus hijos. Sus padres les quieren y les apena observar cómo se hacen daño, se pegan y se dicen cosas desagradables. Se

113

requiere mcho tiempo y energía para separar a los combatientes, aclarar las diferencias y convencerlos de que sigan jugando juntos. Es una tarea tan encantadora como la de pertenecer a una fuerza de paz de las Naciones Unidas. Finalmente, la mayoría de los hermanos mayores superan los celos y las peleas y comienzan a sentir afecto y a preocuparse por el otro. Este es un signo de incipiente madurez. En algunos casos la hostilidad nunca desaparece, un fenómeno llamado rivalidad entre hermanos.

Cuando hablo con los padres, descubro que, a pesar de haber intentado gran parte de los procedimientos conocidos para terminar con las peleas, las disputas continúan. Las peleas entre hermanos son tan comunes que se consideran "normales". Pero los golpes y las luchas encarnizadas no se deben aceptar sólo porque ocurran con demasiada frecuencia. Los niños no tienen por qué pegarse; los hogares en los que los niños no se pelean constantemente son posibles. Cuando los hermanos se pelean en exceso, hay algo que está funcionando muy mal en sus interacciones y relación, ya que sólo muy pocas personas disfrutan discutiendo y peleando.

Enfados y peleas

El enfado es un sentimiento que todos los niños experimentan. Los bebés muy pequeños demuestran su furia gritando de tal manera que su cara enrojece; pero sólo cuando comienzan a andar son capaces de golpear cualquier cosa que se interponga en el camino de sus deseos. A medida que el niño va creciendo, las demostraciones de excitación emocional indirectas y no centralizadas (gritos y llantos) se tornan más esporádicas, y la agresión, de carácter vengativo, más frecuente. Para los niños pequeños no resulta sencillo aprender a "esperar pacientemente", "pedir con amabilidad" y ser generosos, considerados y abnegados; intentan obtener lo que desean a golpes.

Las interacciones sociales de los niños pequeños (y ni hablemos de los que tienen hermanos) están marcadas por comporta-

114

mientos agresivos en extremo conflictivos. Como los padres y maestros pueden testificar, el enfado, la hostilidad, las peleas y las discusiones son frecuentes en las relaciones entre niños. Una psicóloga, la profesora H. C. Dawe, investigó las peleas que tenían lugar durante el período de recreo matutino en una guardería americana. Se observaron cuarenta niños y niñas (entre 25 y 60 meses de edad) y se analizaron doscientas peleas. La psicóloga descubrió que:

- La duración promedio de las peleas era de 23 segundos, lapso sorprendentemente corto. Las peleas entre los niños mayores eran más extensas que entre los menores.
- Los niños se peleaban con mayor frecuencia y se mostraban más agresivos durante las peleas que las niñas.
- A medida que los niños crecían, las peleas se volvían más esporádicas.
- Los más pequeños iniciaban la mayoría de las peleas, pero desempeñaban en ellas el papel menos agresivo. A medida que los niños iban creciendo, la agresividad y la sed de venganza aumentaban.
- Por lo general, los niños se peleaban con otros varones.
- La causa de la mayoría de las peleas era la lucha por la posesión de un objeto. El número de esta clase de peleas disminuía con el correr del tiempo, pero el motivo principal siguió siendo en todas las edades.
- Las agresiones físicas más comunes eran los empujones, los golpes y los tirones. Los niños mayores solían aplicar métodos más violentos.
- Las actitudes vocales más frecuentes eran el llanto, las órdenes y las prohibiciones, aunque la reacción más habitual era el silencio.
- Cuanto más grandes fueran los niños, más se hablaban durante las peleas, pero los diálogos no eran frecuentes.
- Las peleas del tipo argumentativo incrementaban con la edad de los niños.
- El promedio de peleas por hora era de tres o cuatro, aunque es probable que estas cifras sean más bajas que las reales.

Al parecer, las peleas eran más frecuentes dentro de las aulas, donde los niños estaban apiñados.

- En la mayoría de los casos, los niños ponían fin a las peleas por sí solos; casi siempre, un niño obligaba al otro a rendirse. A veces, el mayor forzaba al menor y otras, el mayor se rendía *voluntariamente*.
- La mayor parte de los niños olvidaban el asunto muy poco después de terminada la pelea y no demostraban signos de resentimiento.

En un estudio realizado en 1976 —*Seven Years Old in the Home Environment*—, John y Elizabeth Newson descubrieron que los dos tercios de los niños de siete años de Nottingham que habían tomado como muestra se peleaban, a veces o con frecuencia, con sus hermanos, y que la mitad de éstos (tanto los varones como las niñas) se propinaban golpes muy a menudo.

Berrinches

Como ya hemos dicho, las reacciones malhumoradas ante la frustración que finalizan en grandes berrinches son comunes entre los más pequeños. No indican necesariamente que el niño sea más agresivo que los demás. Los niños pequeños experimentan deseos muy fuertes y aún no saben autocontrolarse. Cuando algo o alguien impide que obtengan lo que desean, su frustración va creciendo hasta que estalla en un ataque de mal humor.

Con frecuencia, un niño no es capaz de explicar qué situación frustrante provocó su reacción. Los padres deben intentar "leer los sentimientos" del niño para descubrir qué es lo que hay detrás de la explosión. Quizá los padres no puedan terminar con los berrinches de sus hijos definitivamente, pero sí pueden reducir el número y la intensidad. Si sus necesidades y sentimientos se tienen en cuenta, el niño no armará escándalos tan a menudo, lo que no implica que se salga siempre con la suya (véanse en la página 125 algunas tácticas específicas).

Los antecedentes (la puesta en escena) del enfado y la agresión son muy variados; lo fundamental es el temperamento y la personalidad del niño.

Diferencias en la personalidad, el sexo y la edad

Algunos niños son más agresivos que otros. La agresión es uno de los rasgos o atributos psicológicos más predecibles (estables) durante toda la vida; es probable que un niño que es particularmente agresivo a los tres años discuta y pelee con frecuencia a los catorce, e incluso en los primeros años de su edad madura. No existen razones para ser fatalistas. Usted *puede* hacer algo para moderar el enfado. Pero si el niño sigue comportándose de manera *en exceso* agresiva a los seis o siete años, una alarma debería sonar en su cabeza: es hora de consultar con un profesional.

Ya he mencionado que desde el segundo año de vida los niños suelen ser más agresivos que las niñas, y también existen diferencias en la manera en que los sexos expresan hostilidad. Es más probable que las niñas agredan en forma verbal; los varones, en conjunto, optan por la agresión física. Quizás esta diferencia se deba a que los padres desaprueban la agresividad en las niñas. En nuestra cultura, se supone que las mujeres deben actuar como seres sumisos y gentiles, y ocuparse de la educación de los hijos. En cambio, se espera que los varones sean personas decididas y emprendedoras, de modo que los padres consideran "varonil" la agresión de sus hijos pequeños. En general, los padres no son conscientes de que están "reforzando" este comportamiento.

Una psicóloga, Florence Goodenough, analizó los registros de los enfados de cuarenta y cinco niños americanos de uno a siete años de edad. Todos los días, sus madres tomaban nota de sus rabietas. Después de cuatro meses, se registraron 1878 casos. La psicóloga clasificó las siguientes formas de expresar el enfado: patalear, dar pisotones, saltar de aquí para allá, tirarse al suelo, contener la respiración, dar tirones, forcejear, hacer pucheros, fruncir el entrecejo, tirar o aprisionar objetos, morder, pegar, llorar y gritar. Cada niño posee su propio repertorio y prefiere algunas expresiones a otras, pero con el tiempo modifica ese repertorio. La investigadora observó que las rabietas disminuían con rapidez después de la edad límite de dieciocho meses. Los niños siempre sufrían más ataques de ira que las niñas. De los dos a los cinco años, las expresiones de enfado azarosas y sin objetivo comenzaban a disminuir de forma persistente, y aumentaban los comportamientos vengativos dirigidos a algo o a alguien. Menos de un tercio de las rabietas duraban más de cinco minutos.

Falta de adaptación social

Las causas inmediatas de las rabietas se podrían dividir en las siguientes categorías, que justifican la inmensa mayoría de los incidentes registrados:

30%   Problemas de relación social (por ejemplo, no se le presta atención al niño, no se comprenden sus deseos, etcétera).

20%   Conflictos por hábitos físicos rutinarios (por ejemplo, ir a la cama o al baño, etcétera).

20%   Conflictos con la autoridad (por ejemplo, reacciones ante los castigos, las prohibiciones, etcétera).

Interferir en la satisfacción de sus necesidades constituye una de las mayores causas de frustración que provocan actitudes agresivas. Los problemas de adaptación social son la causa simple de reacciones violentas más frecuente entre los niños.

Las agresiones y las peleas se deben en gran parte al egocentrismo de la inmadurez. El niño es incapaz de mirar más allá de sí mismo y de ver las cosas desde el punto de vista de la otra persona. Rehúsa compartir. "Ese juguete es *mío*" —es más, "*tu* juguete es mío"— y se niega a esperar su turno ("*Yo* quiero el columpio").

Una de las causas más frecuentes de peleas infantiles es la pertenencia de un objeto deseado. Obviamente, se puede hablar de autocontrol cuando el niño es mayor; en estos casos, los niños se inhiben de expresar hostilidad porque sus mecanismos de control interno ya se han desarrollado. Lentamente, el niño aprende cómo resolver un conflicto de manera eficaz o aceptable, y también toma conciencia de que existen reglas que determinan los derechos de las personas y las cosas. Sin embargo, en todas las edades existen diferencias entre los individuos en las circunstancias que provocan una pelea y en el nivel de agresividad que se demuestra.

Rivalidad y celos entre hermanos

Es común que los niños pequeños reaccionen ante el nacimiento de un hermano haciendo travesuras o reclamando mayor atención, llorando con frecuencia y no queriéndose separar de sus padres. Muchos expresan sus celos fastidiando o haciendo llorar al bebé. No todas sus reacciones son negativas; usted puede sacar provecho (en sus esfuerzos por fomentar la comprensión y la amistad) de cualquier actitud que su hijo mayor adopte en pro de una mayor independencia y de cualquier interés (o insinuación de afecto) que demuestre por su hermano menor.

Por supuesto, usted debe proteger al bebé de un niño pequeño que intenta pegarle, pincharlo o tirarlo del moisés cuando usted no lo ve. Pero castigarlo y decirle que es un niño malo y que usted se siente desilusionado porque un niño tan grande se ha comportado de una manera tan estúpida no solucionará el problema. Lo más probable es que su enojo y su rechazo aumenten, justo cuando necesita sentirse seguro de que usted le sigue queriendo.

Judy Dunn, una psicóloga de Cambridge, recomienda preparar al niño para el nacimiento. Ya que algunos niños son cariñosos y hostiles con el bebé, usted puede reforzar el aspecto positivo demostrándole que advierte sus buenas acciones y se siente feliz por esto. La doctora Dunn cree que es importante hacerle al niño sugerencias positivas acerca de cómo tratar al bebé. "Tócalo o bésalo con delicadeza" es mejor que "No le hagas daño". Pero no le permita a su niño demasiadas libertades con su hermano recién nacido.

Cuando usted intente que el niño se acerque al bebé —una estrategia aconsejable—, permanezca cerca de sus hijos para supervisar y modelar (demostrar) el comportamiento adecuado. Aliéntelo a que lo "ayude" con el bebé y no escatime elogios cuando lo esté haciendo. Una vez que el bebé se haya dormido, asegúrese de dedicarle un tiempo exclusivamente para el niño, un tiempo para acariciarlo y darle toda su atección. Lo mismo ocurre con los niños mayores. Es natural que exista un cierto grado de rivalidad y competencia, pero todos los niños necesitan sentir que poseen sus propias virtudes y que no se los compara con sus hermanos o hermanas ni se los critica constantemente. Necesitan saber que una parte del día será para ellos.

Quizás sea una lucha difícil. Las entrevistas realizadas a los pequeños indican que emplean mayor cantidad de palabrotas para describir a sus hermanos que a sus amigos o inclusive a sus padres. La mayoría de las veces escogen palabras negativas. En un estudio, un tercio de los niños entre cinco y seis años consultados confesaron que preferirían no vivir con sus hermanos —un dato poco alentador respecto de la fraternidad.

Una extensa variedad de hechos desagradables (lo que los psicólogos denominan "estímulos aversivos") puede facilitar el desarrollo de conflictos y una reacción en cadena de comportamientos provocadores: por ejemplo, molestar o intimidar de una manera dolorosa, amenazante o humillante; quitarle a un niño más débil sus juguetes, derechos u oportunidades. Por supuesto, sería conveniente eliminar o reducir (en la medida de lo posible) las provocaciones (antecedentes) que conducen a las disputas, peleas u otras formas de riña.

¿Quién comienza a pelear?

Judy Dunn observó que los niños de dos años que tenían un hermano mayor podían, al igual que sus hermanos, iniciar una pelea, molestar y golpear. Las madres tendían a reñir al mayor y a decirle que dejara de actuar así el doble de veces que lo que lo hacían con el menor; al pequeño intentaban distraerlo con otra cosa que no fuera el origen del conflicto.

Por lo general, la responsabilidad por las diferentes disputas (si nos referimos al inicio) es compartida. Si usted aplica los mismos castigos a ambos niños —por ejemplo, el período de exclusión— no sólo evitará ser juez y jurado sino que los alentará a cooperar entre sí y a solucionar las diferencias de forma pacífica. En consecuencia, usted debería hacer que sus niños piensen que la cooperación y la armonía valen la pena. Gran parte de las familias prestan atención a los niños cuando se pelean, pero no cuando juegan juntos sin problemas. Es éste el momento que los padres aprovechan para descansar o hacer sus tareas. Pero, por desgracia, los padres no tienen descanso: es *éste* el momento de hacer algún comentario alentador.

Hostilidad por parte de los padres

La agresividad, la tendencia a destruir y el vandalismo en los adolescentes han sido el tema de extensas investigaciones psicológicas. Por ejemplo, los psicólogos observan que los padres de adolescentes no agresivos rara vez instigan a sus hijos a responder con una agresión física a una provocación: sancionan el comportamiento agresivo. Por el contrario, los padres de adolescentes agresivos no toleran ninguna actitud agresiva *en sus casas,* pero perdonan —es más, alientan y refuerzan— las provocaciones y las actitudes agresivas hacia los otros *en la comunidad.*

La combinación de una disciplina permisiva y actitudes hostiles por parte de ambos padres fomenta un comportamiento muy agresivo y descontrolado en sus hijos. El patrón de educación que forma a los niños más hostiles es el que los castiga constantemente, en un entorno de actitudes despectivas y hostiles por parte de los padres. Estos métodos suelen denominarse expresiones de poder: el adulto ejerce un control autoritario y dominante por medio del castigo físico, los insultos, las amenazas y la privación de privilegios.

Más adelante me referiré a los adolescentes con mayor detenimiento; la adolescencia, a pesar de ser una continuación de la niñez (y nunca debemos olvidar eso), genera características disciplinarias propias; por lo tanto, merece un capítulo aparte (capítulo 10).

LA INTERVENCION DE LOS PADRES EN LAS PELEAS

Ya hemos examinado algunos de los antecedentes de las actitudes agresivas. ¿Y qué hay acerca de las consecuencias de las peleas? Por ejemplo, existen diferencias sobre si es aconsejable que los padres intervengan en las peleas de sus hijos, ya que su intromisión podría, involuntariamente, reforzar la pelea. Es probable que los niños discutan con mayor frecuencia si observan que a su contrincante se le llama la atención o que sus padres se ponen de su lado, aunque sólo sea temporalmente. Por otra parte, se dice que la intervención de los padres es necesaria, pues los niños deben aprender los valores del juego limpio, del compromiso y de la acción de compartir. Además, muchos padres sienten que si ellos *no* intervienen, el hijo menor y/o el más débil será víctima de alguna injusticia y/o sufrirá alguna lesión. Tampoco se debe permitir el empleo de la fuerza o de las intimidaciones, lo que equivaldría a evadirse o a no actuar.

Judy Dunn volvió a analizar diferentes estudios de casos de intervención y no intervención por parte de los padres. Por un lado, cuando a los padres se les aconsejaba que se mantuvieran al margen de las peleas entre sus hijos, la frecuencia de éstas parecía disminuir, en especial si, al mismo tiempo que se ignoraban las peleas, se premiaba a los niños por decidirse a terminar con dicha actitud. Por el otro, se indica que si los padres desean que sus niños aprendan a preocuparse por lo que les sucede a los demás deben señalarles con claridad y energía, cuando son aún pequeños, las consecuencias de ser agresivos y poco gentiles. Las peleas entre hermanos brindan a los padres el terreno ideal para llevar a cabo esta clase de enseñanzas.

Judy Dunn y su colaborador observaron las interacciones entre cuarenta y tres pares de hermanos en sus propias casas. En todos los casos, el hermano menor tenía dieciocho meses. Después de seis meses, los investigadores volvieron a visitarlos con el fin de completar la investigación; también se registró el comportamiento de las madres. ¿Qué descubrieron?

- El número de peleas era elevado: un promedio de aproximadamente ocho peleas, o peleas potenciales, por hora.
- Aparentemente, la intervención de la madre originaba un conflicto mayor a largo plazo.
- En aquellas familias en las que las madres, durante el primer período de observación, solían intervenir con frecuencia, se observó que los niños tenían peleas más prolongadas y recurrían a la agresión física más a menudo en el segundo período de observación (seis meses después) que en las familias en las que las madres intervenían menos.
- También era evidente que, cuando la madre optaba por comentar las normas y los sentimientos con los niños cuando éstos se peleaban, sus hijos lograban desarrollar maneras más maduras de resolver un conflicto, las que incluían acciones conciliatorias tales como consolar, ayudar, pedir disculpas al otro o preocuparse por él. La probabilidad de que los niños se atuvieran a las reglas era mayor ("Tenemos que turnarnos. Lo ha dicho mamá").

¿Cómo planificar nuestra manera de actuar basándonos en lo que aparece como una contradicción en este y aquel estudio? Por un lado (véase la página 48), razonar con los niños y ayudarlos a que tengan en cuenta los sentimientos de los demás facilita el desarrollo de la conciencia y de la resistencia a la tentación. Por otro (véase la página 66), razonar con ellos implica prestarles mucha atención, lo que podría reforzar y mantener —si no aumentar— las peleas. Quizá lo más aconsejable es que los padres ignoren la pelea en el momento (si no existe ningún peligro), pero que reúnan a los niños una vez que los ánimos se hayan serenado y les indiquen cómo deberían haber arreglado sus problemas. Dado que los padres saben que algunas de las peleas tienen como único fin atraer la atención u obtener su aprobación, deben aclarar desde un comienzo que no están interesados en los detalles de la pelea ni en cuentos, pero que tampoco tolerarán ninguna agresión. Ignorar las disputas en el momento será crucial si usted tiene la impresión de que su niño se pelea con mayor frecuencia si usted está cerca.

9
Controlar el enfado y la agresión

TACTICAS PARA MANEJAR A NIÑOS DIFICILES

Hasta ahora he sugerido algunas estrategias generales para apaciguar las rabietas y las peleas. ¿Pero qué hay acerca de las tácticas específicas que se pueden aplicar en todas las ocasiones? En este libro he tratado de hacer hincapié en lo *positivo*; es por eso que me gustaría repetir que la forma más eficaz de combatir las peleas, los celos y el egoísmo consiste en *enseñarle* al niño, con paciencia y perseverancia, a compartir, a saber esperar, a comprender que tirar del pelo duele, a cooperar: en otras palabras, a ser socialmente sensible. Judy Dunn ofrece a los padres consejos incalculables respecto de este tema en su libro *The Beginnings of Social Understanding*: la cooperación no es compatible con un comportamiento agresivo; por eso, estimular las actitudes solidarias mediante premios es un modo muy efectivo de disminuir la agresión.

Una investigación entre niños de dos a cinco años demostró que las maestras fueron capaces de reducir a la mitad la frecuencia de las peleas, acercándose a los niños cuando estaban jugando tranquilamente para decirles: "¡Qué bien que jugáis juntos!".

Si su hijo es incapaz de jugar sin pelearse, usted podría intentar lo que se denomina una "economía de insignias". Si el niño logra jugar con sus hermanos (o amigos) durante media hora sin pelearse, usted puede llevarle aparte sin llamar la atención y premiarlo con una cantidad previamente estipulada de insignias (véanse las páginas 80-1).

125

Fomentar el sentido comunitario

Enséñele a su hijo a considerar el punto de vista de los demás (no necesariamente a costa del propio). Asumir un rol —es decir, ponerse mentalmente en la posición del otro— es esencial en todas las formas de comunicación humana. Se sabe que en sus primeros años de vida los niños desarrollan aspectos rudimentarios de la dramatización, en especial cuando juegan: a papás y mamás, a médicos o a maestros. Sin embargo, cuando deben enfrentarse a puntos de vista diferentes de los suyos, tienden a ignorarlos. Esto provoca malas interpretaciones, frustraciones mutuas, rabietas, peleas y quizás agresiones. Con el fin de formar su conciencia social —lo que implica tener en consideración las necesidades, los derechos y los roles de los demás y de las cosas que los afectan— se deben seguir los siguientes pasos:

- Elogie a su hijo cuando tome la iniciativa de adoptar un comportamiento social.
- Modele (es decir, demuestre) el comportamiento social de su hijo.
- Demuéstrele, mediante hechos, diferentes maneras de interactuar socialmente con otros; indíquele que debería emitir comentarios positivos acerca de otros niños; enséñele a jugar de manera constructiva.
- Pídale que le enseñe a hacer algo a otro niño (por ejemplo, cómo manejar determinada máquina); asesórelo para que ayude a otros o les pida ayuda.
- Instruya a su hijo acerca del comportamiento social: anímelo a que participe en actividades sociales y explíquele la forma de interactuar (por ejemplo, cuando hay niños en casa).
- Aliente al niño a que adopte actitudes sociales (por ejemplo, "Hablemos de cómo puedes divertirte más cuando juegas con otros niños" o "Un juego resulta divertido si todos participan... si os turnáis, todos os divertiréis y querrán jugar contigo otra vez").

Control del estrés: la técnica de la tortuga

Enseñarles técnicas de relajación y la manera de autocontrolarse les permite a los niños dominar situaciones verdadera o potencialmente estresantes que conducen a la agresión o al pánico. Las situaciones que no podemos controlar son las que más nos asustan. Sugerirle al niño algo que pueda decirse ("hablarse a sí mismo") durante una crisis puede resultar más útil que lo que uno piensa: "Tengo el control; manejo la situación. No conseguirán enfadarme". Sugerir algo que el niño pueda *hacer* —alguna *acción*— fortalece su sensación de dominio.

La técnica de la tortuga es una técnica de autocontrol simple que los niños pueden poner en práctica cuando sienten que se están poniendo tensos o furiosos. Es una combinación imaginativa de *"monólogo"* (o "autoinstrucción") y *acción* (en la forma de métodos para resolver problemas y de relajación).

La técnica de la tortuga de Schneider y Robin comienza con una historia acerca de un niño llamado. Tortuguito. A Tortuguito no le gustaba el colegio. A pesar de prometer que no se metería en problemas, siempre se las ingeniaba para armar líos. Por ejemplo, se enfadaba y rompía sus libros durante la clase. Un día en el que se sentía muy mal, Tortuguito se topó con una tortuga que hablaba. La vieja tortuga le llamó: "Eh, tú, ven, te diré un secreto. ¿No te das cuenta de que tú mismo tienes la solución de tu problema?". Tortuguito no sabía a qué se refería. "¡Tu caparazón, tu caparazón!", vociferaba la tortuga. "Para eso tienes el caparazón. Ahí te puedes esconder cada vez que aparezca ese sentimiento de enfado. Dentro del caparazón, puedes descansar y reflexionar acerca de lo que harás. La próxima vez que te enfades, escóndete en el caparazón."

La historia continúa así: al día siguiente, cuando comenzó a sentirse enfadado, Tortuguito recordó lo que la tortuga le había dicho, de modo que cerró los ojos, apretó los brazos contra su cuerpo, apoyó el mentón sobre el pecho y descansó por un momento hasta que supo lo que tenía que hacer. Finalmente la maestra se acercó, le felicitó por su reacción y le puso muy buenas notas en esa evaluación.

La historia se utiliza para que el niño aprenda a reaccionar como la vieja y sabia tortuga cuando se diga la palabra clave "tortuga". Cuando el niño haya dominado la reacción de la tortuga mediante demostraciones y ensayos, puede aprender un proceso de relajación de tensiones y músculos.

La historia continúa cuando Tortuguito vuelve a encontrarse con la tortuga para comentarle que aún tiene ganas de enfadarse, pero que reacciona como ella le indicó. A los niños se les enseña a contraer y relajar los principales grupos musculares, comenzando por los del estómago. Esta gimnasia se incorpora a la reacción de la tortuga: el niño pone en tensión el cuerpo cuando adopta la posición de la tortuga, mientras usted cuenta hasta diez, y se relaja luego durante unos minutos. Se les aconseja a los niños que pongan en práctica la reacción de la tortuga ante experiencias que provocan frustración.

El aprendizaje de la técnica de la tortuga se combina con el de los métodos para resolver problemas, donde se analizarán dificultades recientes. Al niño se le presentan claves, como por ejemplo, cuando la maestra pregunta: "¿Qué eliges?". Se les indica que intenten resolver los problemas durante el desarrollo de la técnica de la tortuga; es decir, que empleen este tiempo para imaginar reacciones alternativas ante la misma situación frustrante y las consecuencias de cada una de ellas. De esta manera, el niño aprende a ampliar su gama de estrategias de *protección alternativa.*

Los padres pueden emplear la palabra "tortuga" para incitar al niño a que reaccione como le enseñaron y de ese modo controle sus impulsos agresivos. Finalmente, los padres refuerzan al niño cuando reacciona como la tortuga de forma espontánea en situaciones conflictivas. Algunos niños comentaron que desarrollan todo el proceso "en sus cabezas" sin que se lo recuerden y sin imitar la reacción física de la tortuga para autocontrolarse. Las investigaciones realizadas por Schneider y Robin demostraron que las agresiones y los berrinches disminuyeron en un 46 por ciento, y en un 54 por ciento en dos escuelas primarias para niños con problemas emocionales, después de ocho semanas de emplear esta técnica.

Identificar situaciones estresantes

Es posible que el siguiente método resulte de gran utilidad para el niño o el adolescente. Siéntese junto a él y elaboren una lista de las situaciones y circunstancias que le enfadan (que le llamen la atención en el colegio, que le insulten, etcétera). En una escala que va del uno al cinco, se le otorga una puntuación a cada situación o circunstancia, teniendo en cuenta si sólo le fastidia o si lo enfurece. Esta técnica ayudará a su hijo (y también a usted) a ser más comprensivo ante situaciones "explosivas" en las que el niño más necesita autocontrolarse. El sistema de puntuación le servirá para detectar cambios a través del tiempo en la habilidad que su hijo demuestre cuando deba enfrentarse a provocaciones.

Distraer al niño

A menudo, usted logrará distraer a su hijo antes de que el pequeño estalle en un ataque de furia. Si debe prohibirle que continúe haciendo algo, ofrézcale otra cosa que llame su atención y lo entretenga. Una vez que el berrinche empieza, será inútil castigarlo, ya que el niño no entenderá razones ni comprenderá lo que él está diciendo ni lo que usted está diciendo. Si el niño está de veras fuera de sí (apele a lo que conoce de su hijo), abrácelo hasta que se serene.

Ignorarlo

Si usted presiente que el niño utiliza los berrinches para manipularlo, si descubre un indicio de "actuación", ignórelo (véase la página 66) y abandone la habitación. Los actores nece-

129

sitan un público y el niño pronto se aburrirá de actuar para la pared. Un niño pequeño que aprende que un ataque de ira hace que su madre acuda ansiosa a su lado o lo convierte en el centro de atención de un sitio lleno de personas repetirá sus berrinches con mayor frecuencia. Si, en cambio, aprende que no le proporcionan nada, los evitará.

Desalentar comportamientos agresivos

Desde ningún punto de vista se puede premiar el comportamiento agresivo. Conformarse con ignorar un comportamiento realmente agresivo, con el único fin de permitir que los niños por sí solos arreglen sus diferencias, es una política que implica riesgos. Con el correr del tiempo, los grupos de niños tienden a volverse más agresivos sin la intervención de los adultos. La agresión tiene sus propias recompensas, lo que hace que se repita. En Oregon, Estados Unidos, Gerald Patterson y sus asistentes psicólogos descubrieron, al observar niños de dos a cinco años, que el 80 por ciento de los comportamientos agresivos proporcionaban algún tipo de recompensa al agresor; por ejemplo, la víctima le daba el juguete, se ponía a llorar o escapaba.

Algunos sostienen la teoría, tanto popular como respetable, que los juegos infantiles de muerte, mutilación y también las imágenes de violencia pueden ejercer un efecto positivo mediante una "catarsis". De acuerdo con esta teoría, las emociones se purifican al aliviarse las tensiones involucradas mediante la identificación con los personajes que participan en los hechos violentos. La rabia se "libera", por decirlo así, a través de la "representación" (imaginaria) o la "actuación" de estas situaciones. Otros padres sostienen que agredir a los progenitores es "terapéutico" para los niños, ya que los primeros a veces provocan frustraciones en sus hijos. Se supone que esta expresión de ira canalizada resulta más "saludable" que su versión inhibida. Existen por lo menos dos razones para cuestionar las suposiciones que sustentan esta noción.

En primer lugar, en una sociedad civilizada y cooperativa, hay poco lugar para la expresión de rabia directa y descontrolada, ya se trate de un ataque verbal o físico. Ciertas formas de agresión verbal "disfrazada", tales como los chismes y "llamar al pan, pan y al vino, vino", tienen mayor aceptación que los ataques físicos y los insultos, pero es muy probable que aun el chismorreo y la franqueza con dejos de hostilidad compliquen las relaciones humanas.

En segundo lugar, la agresión y su consecuente alivio momentáneo de tensiones fortalecen, más que debilitan, la tendencia a comportarse de manera agresiva (véanse páginas 106 y 107). No existen evidencias que indiquen que un comportamiento de este tipo reduzca las posibilidades de que el niño se convierta en un ser agresivo. Los estudios sugieren que los niños y adultos jóvenes con fantasías de agresión explícitas son más agresivos que aquellos cuyas fantasías no se expresan, o que muestran inquietud tanto por las consecuencias peligrosas de su agresión como por ésta misma. En otras palabras, una fantasía agresiva *puede sugerir* o estimular un comportamiento agresivo, y no liberar el motivo de ese comportamiento.

Sin duda, es peligroso alentar al niño a que desvíe su hostilidad en vez de que intente llegar a la raíz del problema (si la agresión es frecuente y/o intensa) o de que aprenda a solucionarlo sin agredir.

AUTOAYUDA PARA PADRES

Los padres tienen sentimientos y también derechos (¡o deberían tenerlos!). Se sienten cansados, frustrados, irritados y realmente furiosos. De modo que el niño no es el único que necesita contar hasta diez, jugar a la tortuga o relajarse para autocontrolarse. Quizá su malhumor estalle cuando deba enfrentar a su niño o adolescente por enésima vez. Existen varios métodos que pueden resultarle útiles cuando usted sienta que está perdiendo la calma o cuando no sea capaz de comprender la agresividad constante de su hijo.

Autoinstrucción (hablarse a sí mismo)

En ciertas oportunidades, los padres se enfadan de tal manera con sus hijos que pueden llegar a perder el control. Un psicólogo, R. H. Novaco, nos sugiere autoafirmaciones positivas (que yo he abreviado) para sobrellevar el enojo:

- *Prepararse para una provocación*

Esto me va a fastidiar, pero sé cómo enfrentarme a ello. ¿Qué es lo que tengo que hacer?

Puedo controlar la situación; sé cómo dominar mi irritación.

Si noto que mi humor empeora, sabré qué hacer.

Intenta no tomarte esto muy en serio.

Es el momento de respirar profundamente para relajarme.

Es fácil. Recuerda conservar tu sentido del humor.

- *Reaccionar durante el enfrentamiento*

Mantén la calma. Continúa relajándote.

Si me mantengo sereno, dominaré la situación.

Piensa qué resultado crees que obtendrás de esto.

No sirve de nada volverse loco.

No armes más alboroto que el necesario.

No voy a permitir que me irrite.

Mira el lado positivo. No imagines lo peor ni tomes decisiones apresuradas.

Verdaderamente, es una pena que se comporte así.

Cuando empiece a enfermarme, miraré hacia la pared; así podré también relajarme.

Domino esta situación.

- *Controlar el creciente mal humor*

Mis músculos comienzan a ponerse tensos; es el momento de relajarse y serenarse.

Enfadarse no servirá de nada.

No vale la pena irritarse tanto.

Tengo derecho a estar furioso, pero mantengamos la serenidad.

Es el momento de respirar profundo.

Analicemos el problema punto por punto.

Mi enfado me indica lo que necesito hacer. Es tiempo de relajarme.

Intentemos razonar; tratémonos con respeto.

Probemos con una actitud de cooperación; quizás ambos tengamos razón.

Las negativas originan más negativas. Hagamos algo constructivo.

Es probable que el niño quiera fastidiarme. Bueno, no le voy a dar el gusto.

- *Reflexionar acerca de la experiencia*

Cuando el conflicto no se resuelve:

Olvídese del problema. Si piensa en eso, sólo logrará ponerse de mal humor.

Estas son situaciones difíciles; modificarlas lleva su tiempo.

Podré lograrlo si practico más.

Recuerde relajarse. Es mejor que enfadarse.

¿Puedo reírme de lo que ocurre? Entonces no es tan serio.

No lo tome como una cuestión personal.

Respire profundo y piense en algo positivo.

Cuando el conflicto se resuelve o el autocontrol da resultado:

Salí bastante airoso de la situación. ¡Funcionó!

No fue tan complicado como pensaba.

Pudo haber sido mucho peor.

Logré sobrellevar la situación sin enfadarme.

Creo que me irrité demasiado cuando en realidad no era necesario.

Estoy mejorando.

Relajación

Reg Beech, psicólogo clínico, sugiere los siguientes ejercicios para dominar el estrés y la tensión. Todos los ejercicios incluyen los siguientes pasos generales:

* Contraiga levemente un determinado grupo muscular (como se indica más adelante) y manténgalos tensos por cinco segundos mientras contiene la respiración.
* Durante esos cinco segundos, concentre su atención en las sensaciones que experimenta la parte de su cuerpo en tensión.
* Al finalizar los cinco segundos, exhale, relaje *tanto como sea posible* los músculos que ha tensado, mientras se concentra en las nuevas sensaciones que le produce la relajación en esa parte de su cuerpo.
* Mientras se distiende, piense en las palabras "serenarse" y "relajación".
* Relaje sus músculos completamente y reflexione sobre las diferencias entre las sensaciones en el momento de tensión y en el de relajación.

Los ejercicios son los siguientes:

Brazos: Apriete los puños y tense los músculos de ambos brazos, manteniéndolos quietos y extendidos.
Piernas: Sentado, levante ambas piernas (o una, si lo prefiere) unos 30 o 40 centímetros del suelo, estire los dedos y endurezca las piernas para que el músculo y la pantorrilla se tensen. Repita el ejercicio con la otra pierna si es necesario.
Tronco: Eche los hombros hacia atrás hasta que se junten los omóplatos, saque pecho y, al mismo tiempo, *contraiga* el estómago hasta que se hunda.
Cuello: Presione la cabeza contra el respaldo de la silla.
Rostro: En esta zona se pueden efectuar tres ejercicios por separado:

- Levante las cejas hasta donde más pueda, como si quisiera que tocaran el comienzo del cabello.
- Cierre los ojos con fuerza y, al mismo tiempo, arrugue la nariz y apriete los labios firmemente.
- Presione las mandíbulas como si estuviera masticando algo duro mientras presiona la lengua contra el paladar.

Recuerde que inmediatamente después de cada uno de los ejercicios usted debe respirar profundo, tensar el grupo muscular, mantener la tensión por cinco segundos y luego exhalar mientras se distiende y repite mentalmente la palabra "relajación". Intente siempre concentrarse en la parte del cuerpo que está trabajando.

No se apresure cuando realice este programa; debe llevarle alrededor de veinte minutos. Después de cada uno de los ejercicios, tómese un minuto para intentar relajarse aún más y para pensar en las sensaciones agradables que produce la relajación. La mayoría de las personas necesitan aproximadamente tres semanas de entrenamiento diario alcanzar un buen nivel, pero no se quedan ahí.

Solucionar los problemas

Un análisis de episodios agresivos podría ayudarlo a elaborar una campaña dinámica contra un problema disciplinario persistente. Los siguientes pasos constituyen una guía para actuar:

Paso 1: Pregúntese: ¿Qué es *precisamente* lo que mi hijo está haciendo mal? Si su respuesta es vaga (por ejemplo, "Siempre me desobedece"), resultará imposible planificar las tácticas y estrategias de cambio. Por el contrario, si su respuesta es específica (por ejemplo, "Tiene un berrinche cada vez que insisto en que me obedezca, como cuando le pido que coma todo"), entonces se puede llevar a cabo un procedimiento efectivo. Antes de intentar cambiar un comportamiento de su hijo,

135

debe observar ese comportamiento con atención. Tomemos los berrinches como ejemplo y analicemos los pasos restantes.

Paso 2: Preste mucha atención a los berrinches. Debe tener claro *precisamente* qué comportamiento va a observar.

Pregunta: ¿Qué es lo que el niño *dice* o *hace* para que usted califique sus acciones/palabras como berrinches?

Respuesta: Patalea, aprieta los puños, golpea las sillas; también grita e insulta.

Todas esas actitudes son nuestro objetivo (me voy a concentrar en ellas).

Figura 4. *Tabla de control diario para observar con qué frecuencia un niño hace algo dentro de un determinado período de tiempo.*
Fuente: M. Herbert, *Behavioural Treatment of Children with Problems* (London: Academic Press, 1987)

Tabla de Mandy   Fecha: Semana:

Hora	Lunes	Martes	Miércoles	Jueves	Viernes	Sábado	Domingo
7-8	B,D	S	B,D B	D B	D, B	S	S
8-9	S		B	B	B, D		
9-10						B	
10-11							
11-12							
12-1						D, B	D
1-2							
2-3							
3-4							
4-5	D	D, B	D	D, B	D		
5-6	B, B	B, B	D, B	B	B	D, B	D
6-7			D, B (largo 25 minutos)	B	S		S
7-8							S

B= berrinches = Mandy grita, se tira al suelo, patea, se golpea la cabeza, da puñetazos.
D= desobediencia/desafío = Mandy ignora lo que se le pide (es decir, después de la segunda vez). Mandy dice "no"/vuelve la cabeza; rehúsa obedecer.
S= comportamiento solidario = Mandy ayuda a su madre (o a otros) como se le pidió.

Paso 3: Observe con qué frecuencia su niño pierde la calma. *Cuente* el número de berrinches (los que se atengan a la descripción anterior) que tiene por día. Haga esto durante unos cuantos días (véase la figura 4).

Paso 4: Anote cada día brevemente las características de cada episodio, haciendo hincapié en la secuencia del comportamiento (como lo ilustra la figura 5):

A: ¿Qué provocó
B: el berrinche?
C ¿Qué sucedió inmediatamente después?

Paso 5: Analice su información; en primer lugar, los antecedentes.
Pregunta: Si, después de algunos días lee su agenda y la lista de berrinches, ¿encuentra que forman parte de un *patrón más general*? (¿Tienen antecedentes similares?)
Respuesta: Sí, parecen formar un patrón de desafío. Existen

Figura 5 *Registro diario de las secuencias de comportamiento*
Fuente: M. Herbert. *Working with Children and their Families* (*London: Routledge/British Psychological Society, 1988*)

Hora	Antecedentes: ¿qué pasó antes?	Comportamiento del paciente	Consecuencias: ¿qué pasó después?
9 p.m.	La madre le pide a Avril que ordene sus juguetes.	Avril no lo hace.	La madre los ordena.
9.30 p.m.	El padre le dice a Avril que se vaya a acostar.	Avril dice: "No quiero; déjame un poco más."	Discusión: 1. El padre le dice que es tarde (Avril no hace caso). 2. La madre le implora. Avril no hace caso. Violenta pelea: 1. La madre le regaña. 2. El padre le grita. Avril se queda diez minutos más.

dos tipos de comportamientos: o mi hijo me pide que haga algo y, si no lo hago, insiste y finalmente arma un escándalo, o le pido que haga algo y me ignora o me dice "¡No!"; si insisto, empieza el berrinche.

Paso 6: Determine hasta qué punto los berrinches son específicos.

Pregunta: Cuando analiza la lista de berrinches, ¿nota si se vuelven *más frecuentes*:

- en ciertos momentos?
- en ciertos lugares?
- en determinadas situaciones?

Respuesta: Sí, para todas las preguntas. Son más frecuentes por la mañana y por la noche; en el dormitorio; durante la cena; conmigo; cuando intento vestirlo, ordeno sus juguetes o le pido que termine su comida.

Paso 7: Analice las consecuencias. Por ejemplo, ¿ha caído en el hábito de repetir sus órdenes como un loro —una y otra vez— sin de veras esperar ningún resultado? ¿Siempre termina cediendo, porque es lo más fácil? (¡Cualquier cosa por una vida tranquila!)

Pregunta: Si mira su agenda de nuevo, ¿observa algún tipo de patrón en los resultados o en las consecuencias de estas agotadoras peleas?

Respuesta: Sí, mi hijo casi siempre se sale con la suya. También logra irritarme; hasta a veces me hace llorar. *Todas las veces* terminamos peleándonos y debo dedicar mucho tiempo a las peleas.

Paso 8: Identifique los reforzamientos. En este caso, *usted* (y los otros) reforzaron (fortalecieron) involuntariamente los comportamientos (berrinches) que desean reducir. Los reforzamientos son los siguientes:

- Se sale con la suya.

- Le irrita y disfruta con esa reacción.
- Monopoliza su atención; hasta el reñirle significa una recompensa (después de todo, el comportamiento sigue siendo *persistente*).

Paso 9: Tenga en claro cuáles son los aspectos que su hijo debe cambiar para que la situación se modifique. También sea específico; por ejemplo: pretendo que me obedezca cuando le pido o le ordeno algo razonable, de modo que si le pido que no se levante de la mesa hasta que haya terminado la comida, quiero que me obedezca sin peleas interminables ni berrinches.

Paso 10: Vuelva a educar a su hijo. Existen dos principios generales que ayudan a rectificar la situación no deseada que ya hemos aclarado. Cuando vuelva a educar a su hijo, usted tendrá que:

- *desalentar* las acciones no deseadas;
- *fomentar* una acción deseada que no sea compatible (es decir, que compite) con la no deseada.

Piense en una acción deseada alternativa —una que no pueda llevarse a cabo al mismo tiempo que el comportamiento "problemático" (véanse las páginas 77 y 78)—. Su hijo no podrá colocar la compra en las bolsas del supermercado y tener un berrinche al mismo tiempo. Recuerde reforzar (con palabras elogiosas, caricias o una estrella para la tabla) las acciones —y, en un principio, usted deberá hacerlo con frecuencia— que compitan con los berrinches; es decir, cuando obedece o coopera. Si pasa el examen sin un berrinche, premie al niño ("Ya eres un niño mayor que se porta bien"). Otórguele un premio simbólico (una estrella más en la tabla) cuando llegue a su casa, y uno concreto (un dulce) cuando haya salido del supermercado. Repítale el *porqué* del premio. Gradualmente, cuando los berrinches ya no conformen la parte principal de su repertorio, usted podrá eliminar los reforzamientos concretos. ¡Asegúrese de que sus berrinches no resulten premiados *de ningún modo*! En otras palabras, usted desalienta los berrinches al no reforzarlos (premiarlos); podría ignorar el comportamiento, darle la espalda al niño o emplear la táctica del período de exclusión (véase la figura 3 en la página 98).

Si usted decide aplicar el período de exclusión, explíquele por qué lo va a hacer *una vez*; adviértale sobre la inminencia de la exclusión *sólo una vez*, cuando usted note que el niño está a punto de dar un berrinche. *No le riña ni discuta con él cuando le saque de la habitación o durante el período de exclusión.* Sea amable, pero no le preste demasiada atención y manténgase firme. ¡Insista! Algunos comportamientos sólo cambian con el tiempo. Si usted opta por ser más indulgente o no es coherente, sólo logrará empeorar las cosas.

10
Disciplinar a los adolescentes

Muchos de los consejos dados hasta este capítulo respecto de la disciplina de los niños también pueden aplicarse a los adolescentes, en especial en el caso de las normas generales, tales como fijar límites, establecer reglas de conducta claras pero justas y lograr que su hijo piense que portarse bien vale la pena.

Pero la adolescencia presenta problemas disciplinarios muy diferentes. Si el adolescente ronda los veinte años, está tratando con un adulto joven. Si tiene este detalle en mente, podría adoptar un estilo de comunicación que le ahorre rabietas y lamentaciones. Sin embargo, por su inmadurez o inexperiencia, los adolescentes aún necesitan:

- control (no una vigilancia continua);
- reglas (es decir, límites estrictos pero razonables);
- una guía (su experiencia/consejo puede prevenir errores/ riesgos serios);
- alguien con quien hablar y en quien confiar;
- amor, aliento y alguien que crea en ellos.

Con los adolescentes usted debe recordar que:

- sus pensamientos son más complejos que los de un niño (lo que implica que quizá se produzcan discusiones y peleas);
- están impulsados por una mezcla de temores y deseos físicos y psicológicos, los que pueden provocar abatimiento, indiferencia, mal humor, hostilidad, inseguridad y, a veces, mero placer;

- lo necesitan más de lo que usted piensa y de lo que ellos son capaces de admitir;
- están ensayando diferentes "personalidades" con el fin de prepararse para la edad adulta;
- a menudo se sienten atrapados en la disyuntiva de resguardarse en la seguridad de la dependencia infantil o de comenzar a librar la batalla por la independencia.

RESPONSABILIDAD Y LIBERTAD

Si usted forma a su hijo adolescente con un sentido de la responsabilidad, es probable que se convierta en un adulto responsable. Por supuesto que el aprendizaje lleva tiempo: la experiencia se obtiene aprendiendo de los errores propios, y es natural que usted desee proteger a su hijo de peligros y errores serios. Pero si usted siempre le trata como si fuera demasiado joven o demasiado irresponsable como para confiar en él, probablemente nunca madurará ni se hará cargo de sus acciones.

Orientación número 22: Déle a su hijo la oportunidad de ser responsable, delegándole responsabilidades

La mejor manera de aprender ciertas "lecciones" es enseñárselas a otro. Por eso la responsabilidad de, supongamos, cuidar a un hermano menor resulta muy útil para fomentar la conciencia social y la madurez del mayor, quien está supliendo momentáneamente a sus padres.

El adolescente que siente que puede participar en las decisiones familiares aceptará de buen grado la necesidad de dar y recibir, y alternará sus deseos con los de sus padres. Es más probable que su hijo obedezca las reglas si usted las comenta con él.

Orientación número 23: Haga que el adolescente participe en las discusiones familiares

Los adolescentes son muy sensibles en lo que respecta a las excusas, la hipocresía o el engaño por parte de sus padres. Si le da a su hijo una explicación que luego resulta ser falsa, la confianza que tiene en usted se desmoronará, su sentido de seguridad se verá socavado y su rencor no desaparecerá con facilidad. A veces, los padres no explican a sus hijos la verdadera razón de su enfado porque creen que no son lo suficientemente grandes como para comprender ciertas cosas. Si el adolescente comienza a hablar de sexo, los padres quizás interrumpan con un "¡No hables de eso!" sin aclararle por qué están molestos. Si los padres evitan la conversación, sólo provocarán sentimientos de confusión, culpa o resentimiento.

Desde siempre, los padres han intentado mantener lejos del alcance de sus hijos toda la información referida a su vida y a sus propios asuntos. Pero estos secretos suelen producir más ansiedad que la explicación clara y simple de los hechos. Por ejemplo, si el padre se queda sin trabajo, y los adultos hablan en voz baja acerca de sus preocupaciones económicas e interrumpen la conversación en cuanto sus hijos se acercan, ellos pueden suponer que algo terrible está por ocurrir o que son demasiado insignificantes como para que sus padres les tengan confianza. Se debería informar a los adolescentes (y también a los niños) acerca de hechos futuros que los involucren —si se mudan de casa, si alguno de los padres debe ser operado—, de modo que tengan tiempo de adaptarse a la idea. Si usted les da tiempo, les prepara y les explica de forma correcta, los niños pueden sobrellevar la crisis sorprendentemente bien; el shock psicológico será mayor si la noticia les sorprende.

A medida que los niños crecen, sería conveniente que la familia se reuniera para discutir temas como las vacaciones, que conciernen a toda la familia, y para conversar sobre cualquier cosa importante para el adolescente, como su mensualidad o la hora de regreso de las fiestas.

Orientación número 24: Dígale a su hijo adolescente cómo se siente usted

Escuchar con atención lo que su hijo tiene que decir (sus opiniones, sentimientos y dificultades) constituye sólo un aspecto de una buena comunicación. Usted también debería tener el derecho y la libertad de expresar sus propios sentimientos con franqueza, sin sentirse culpable. Tanto usted como su hijo adolescente se beneficiarán con esta demostración de honestidad. Usted le estará demostrando cómo reconocer, identificar y comunicar sus sentimientos sin perder la serenidad.

Los psicólogos denominan mensajes "yo" a las afirmaciones acerca de los propios sentimientos. Si su hijo, una vez más, regresa tarde a casa, usted podría decirle: "Cuando regresas tarde, yo me preocupo muchísimo. Y luego —cuando ya sé que estás sano y salvo— mi ansiedad se convierte en resentimiento; me enfurezco porque siento que me defraudaste". Y no gritarle: "¡No se puede confiar en ti! Vas a terminar en la cárcel".

Por lo general, los mensajes "tú eres" agregan a la personalidad del adolescente una característica o descripción negativa: "Eres muy malo"; "Eres la persona más vanidosa y egoísta que he conocido". El problema reside en que las cosas horribles que los padres les dicen a los hijos —que se repiten con frecuencia y que en realidad no se "sienten", excepto en el momento de la pelea— suelen tener un efecto perdurable. Muchos adolescentes se las toman en serio, las creen y, en consecuencia, actúan de acuerdo con sus "descripciones". Dígale a su hijo "estúpido" en reiteradas oportunidades y comenzará a portarse como tal, lo que prácticamente equivale a volverse estúpido. Llame a su hijo "malo" con frecuencia, trátelo como tal y es muy probable que él cumpla su "profecía". El comportamiento de una persona está determinado tanto por lo que esa persona *cree* de sí misma como por lo que *es*. Este descubrimiento psicológico constituye nuestra próxima orientación preventiva:

Orientación número 25: Cuídese de ponerle "etiquetas" negativas a la personalidad de su hijo

Cuando escribí este libro, mi intención era sugerir que en la educación de los niños es importante transmitir una idea razonable y coherente acerca de los objetivos que se pretenden lograr con el control y la educación.

Los niños cuyos padres establecen límites estrictos desarrollan una mayor autoestima que aquellos a los que se les permite salirse siempre con la suya. Es importante ofrecerle al adolescente una libertad de elección razonable dentro de esos límites. Los principios no deberían olvidarse ni quedar sin efecto simplemente porque el niño se está convirtiendo en un adulto.

Orientación número 26: No deje de exigirle en el plano moral ni en el social

Los adolescentes que siempre se salen con la suya interpretan esta permisividad *laissez-faire* como indiferencia. De modo que si usted debe oír después recriminaciones, comparaciones ofensivas e insultos por parte de su hijo, piense en el futuro y no se deje doblegar; quizá sea doloroso para usted, pero dará resultado a largo plazo.

CONTRATOS Y NEGOCIACIONES

Uno de los factores que contribuyen a los problemas disciplinarios de los adolescentes es su incapacidad para manejar los conflictos con las figuras autoritarias, aquellas ocasiones interpersonales en las que el joven y la autoridad (padres o maestros) tienen deseos opuestos; el adolescente quiere comprar una moto, pero su madre se inclina por un coche viejo porque cree que las motos son peligrosas y que le traerá problemas.

Los adolescentes no suelen reaccionar de la manera adecuada a los conflictos tales como la agresión, la marginación, el mal humor, los berrinches y las actitudes destructivas. Si se negocia, los ánimos podrían serenarse y se obtendrían respuestas más aceptables para ambas partes.

En las épocas de crisis, cuando los adolescentes y sus padres (o hermanos) discuten constantemente y están molestos y resentidos, los contratos ofrecen la oportunidad de que la familia haga una evaluación y termine con el círculo vicioso de rencores e insensateces. Aunque suene extraño, los psicólogos usan desde hace varios años contratos escritos —como los de los empresarios— para solucionar conflictos familiares. Quizá piense que los contratos son la especialidad de los abogados y los vendedores y que son demasiado fríos y comerciales para aplicarlos a las relaciones entre las personas. Sin embargo, el sistema funciona precisamente por ser tan imparcial y objetivo en lo que se refiere a las emociones. El mero hecho de que la familia se reúna para elaborar un acuerdo les da a sus miembros la posibilidad de analizar la situación y de ser solidarios. Es un invalorable "taller", durante el cual puede enseñarle a su hijo el arte del compromiso.

Orientación número 27: Enséñele al adolescente el arte del compromiso

Tomemos como ejemplo a la familia Grant. Al principio, sus dificultades parecían imposibles de solucionar. Todos se sentían tristes e insatisfechos, en especial la adolescente Anne, quien amenazaba con marcharse de su casa. Su madre, Avril, se sentía acorralada, deprimida y exhausta, asediada por las exigencias de un hijo pequeño obstinado y molesto que daba sus primeros pasos, por John —de diez años— que se resistía a ir al colegio y por su "egoísta" esposo, James. Mientras tanto, James sentía que estaba envejeciendo y se preocupaba por su salud y un posible despido. En su opinión, su esposa no le prestaba la atención suficiente: "Se dedica únicamente a los niños. Todo lo que recibo son críticas de su parte". Sólo la abuela se mantenía serena, aunque en privado confesó que ese ambiente cargado de recriminaciones la hacía sentirse triste e insegura.

En el caso de los Grant, se organizaron "sesiones de contrato" en su casa y yo las presidía. El presidente podía ser elegido dentro del círculo familiar de forma rotativa; es así como la adolescente tuvo la valiosa oportunidad de asumir y ejercer su responsabilidad.

Lentamente los patrones de conducta familiar fueron evolucionando hasta que se convirtieron en hábitos inconscientes. Como los Grant ya saben, las afirmaciones que se consideran comunicadoras suelen convertirse en mensajes punitivos. "Nunca me apoyas" le recriminó Avril a James cuando él intentó responder a una queja anterior de su esposa ("Siempre desapareces ante el primer indicio de problemas") por el tema de reñir a los niños. Las palabras afectuosas que reforzaban el "buen" comportamiento brillaban por su ausencia.

Con el tiempo, los Grant se percataron de que los conflictos no son una cuestión de palabras solamente; las acciones también pueden desencadenar una reacción negativa. A menudo, las cosas que la gente no dice —los "mensajes" no verbales— son tan destructivas como las palabras. Como su madre no le miraba a los ojos mientras le contaba lo que le había sucedido durante el día, John creía que su madre no se interesaba por él.

Los contratos que los Grant consiguieron redactar estuvieron listos después de cinco sesiones de cuarenta y cinco minutos cada una; superada la inevitable y extensa pelea inicial, las sesiones resultaron amistosas. Tras aceptar las reglas básicas, los Grant agradecieron y disfrutaron una estructura que les permitió comunicarse como no lo habían hecho en años. Los viejos lamentos y rencores volvieron a asomar la cabeza, pero a la luz del día resultaron menos poderosos que cuando se hallaban ocultos. Por ejemplo, James y Avril descubrieron que sus temores por lo que Anne hacía cuando se levantaba por las noches eran infundados e incluso ridículos. Anne se dio cuenta de que cuando expresó sus quejas con calma y en voz baja, en vez de echarse a gritar, su familia le prestó atención por primera vez.

Finalmente decidieron que necesitaban dos contratos: uno, entre James y Avril y el otro, entre Anne y sus padres. Se incorporaron recompensas específicas, tales como los elogios, los aumentos en las mensualidades y la comprensión. (Lea el contrato de Anne, ya que es el que nos interesa como ejercicio disciplinario). Estas recompensas —es importante recalcarlo— deberían ser consideradas privilegios y no derechos automáticos; dependen de una correcta demostración de responsabilidad, y las circunstancias en las que se otorguen deben quedar aclaradas.

Contrato entre James y Avril Grant y Anne

Anne se propone firmemente:

- avisarles a sus padres qué es lo que hará cuando sale de noche; les informará dónde estará y con quién, y a qué hora regresará.
- mejorar su humor; no se enfadará cuando la reprendan o la contraríen.
- pedir perdón con mayor frecuencia; se disculpará cuando haya hecho o dicho algo incorrecto.
- Preocuparse más por sus estudios; les dedicará por lo menos media hora por noche.
- no ser grosera con su padre; por ejemplo, no girarle la cara cuando él intenta darle un consejo.

Anne desearía que sus padres:

- no criticaran a sus amigos;
- admitan sus errores y se disculpen;
- le aumentaran la mensualidad (en una cantidad acordada) y se la actualizaran cada seis meses teniendo en consideración los aumentos del costo de vida y los cambios en su comportamiento.

Todas las partes coinciden en que:

- los términos del contrato no podrán modificarse, con excepción de que existan un intercambio y un acuerdo mutuos.
- el testigo (la abuela) a quien todos consideran objetivo y justo, ponga fin a las riñas.
- el estricto cumplimiento del contrato durante un mes se vea recompensado (primer mes: una cena en el restaurante favorito de la familia).
- el incumplimiento de los términos individuales del contrato sean penalizados: una suma X para Anne y una suma Y para Avril y James, respectivamente. El dinero se depositará en una caja custodiada por la abuela; los fondos se destinarán a obras de caridad.

En ninguno de los tres se produjeron cambios favorables de la mañana a la noche; las mejoras se sucedieron en forma lenta pero constante. A veces fue necesario releer el contrato original y los términos acordados para poder continuar cumpliendo con lo establecido. Lentamente, los Grant comenzaron a hacer más cosas juntos porque lograron tenerse confianza y disfrutar la vida en familia. Los incipientes problemas escolares de John fueron resueltos antes de que se acentuaran. Anne se dio cuenta de que, en realidad, ella no quería irse: sólo deseaba un hogar más feliz.

El sistema de analizar conflictos comunes —que los Grant aprendieron a utilizar— puede aplicarse a una serie de problemas familiares y disciplinarios. Deberían mencionarse ciertas reglas generales básicas: por ejemplo, no es aconsejable discutir los problemas financieros y de pareja delante de los hijos; también es preferible concentrarse en un problema específico y no en sentimientos de insatisfacción generalizados. Si existen problemas más serios, los mejor será buscar la ayuda de un profesional.

Si, tras haber reflexionado al respecto, usted desea intentar la técnica del contrato familiar, debe tener presentes los siguientes puntos:

- Haga que las discusiones sean positivas. Las recriminaciones son inevitables, pero trate de que los ánimos no se caldeen demasiado y de convertir las quejas en sugerencias positivas (en vez de repetir "Nunca me ayudas a lavar los platos" se podría elaborar una lista de tareas rotativas y sus recompensas).
- Sea específico respecto de sus deseos (no diga: "Nunca colabora conmigo"; diga: "Me gustaría que me ayudase con las compras los fines de semana").
- Preste atención a los privilegios y a las condiciones de cada una de las partes. Deberían ser: a) importantes y b) tener sentido para la persona a la que estén destinadas. Por ejemplo, le permitirá a su hijo adolescente regresar después de la medianoche un sábado, si lo acompañan amigos que usted conoce, y regresa a casa en taxi.
- Aliente actitudes positivas si desea que su hijo o pareja abandone ciertos hábitos. Asegúrese de ser claro en sus acciones y palabras: si su hijo adolescente se queja de su hermano pequeño, pídale que le lleve de paseo.
- Intente que los cambios que usted desea que se produzcan sean fáciles de detectar. Si usted no se da cuenta de que su hijo ha cumplido un deseo suyo, no podrá recompensarlo. Por ejemplo, usted no puede asegurar si su hijo ha dejado de fumar; pero sí, si regresa a casa a la hora acordada.
- Aclare a todos los involucrados cuáles serán las sanciones si se viola una cláusula.
- Recuerde que el contrato debe incluir principios de respeto mutuo. Si no, es una pérdida de tiempo.
- No estropee el elogio (por ejemplo, no diga: "Gracias por sacar la basura; ¿por qué no lo haces siempre?").
- Trate de que las sesiones sean breves, de aproximadamente cuarenta y cinco minutos. Si se extienden por más tiempo, la gente comienza a aburrirse.
- Lleve un registro de las mejoras. Según mi experiencia, sería de utilidad que los miembros de la familia anotaran, durante el período de elaboración del contrato, cinco cosas específicas que les gustaría que se modificaran.

Por favor, recuerde que no sólo los contratos firmados y sellados ayudan a que la gente reflexione acerca de sus compromisos. En realidad, es el proceso de reunirse con la familia —las actividades compartidas de discutir los objetivos comunes, de solucionar las diferencias en forma amigable y de tratarse con respeto y dignidad— el que juega un papel constructivo y conciliatorio.

En el proceso de elaboración de un contrato, queda implícito que los padres le enseñarán al adolescente a negociar; la mejor situación para este aprendizaje se dará cuando usted y su hijo no coincidan en algún punto. Como ya se explicó en la página 144, usted establecerá su posición y le explicará sus actitudes y sentimientos. Por ejemplo, suele haber desacuerdos sobre las condiciones de orden e higiene en el dormitorio del adolescente; el padre podría decir: "Quiero que tu habitación esté siempre limpia y ordenada. Cuando veo la suciedad que hay allí y toda la ropa tirada por el suelo, mi paciencia llega al límite". Entonces debería pedirle a su hijo adolescente que expresara su punto de vista; el joven podría responder: "A mí me gusta como está; ya que es *mi* cuarto, debería tener la libertad de hacer en él lo que me place". El padre debería escuchar a su hijo con calma; lo ideal sería que mantuviera la mente abierta e intentara ver las cosas desde el punto de vista del joven. El padre debería corroborar con el adolescente si comprendió el mensaje para que no haya malentendidos. A continuación, debería sugerir un compromiso, tal como: "Me comprometo a no ir a tu cuarto, así no me disgustaré ni te reprenderé. ¿Qué tal si tomas la responsabilidad de limpiar el lugar una vez a la semana y de colgar tu ropa?". Podrían intentarse otras soluciones. Si, por suerte, todos coinciden en una determinada propuesta, se discutirá la manera de resolver el conflicto. Las etapas son cuatro:

- Exprese con franqueza, pero con calma, lo que piensa.
- Escuche con atención, y también con calma, a su hijo adolescente.
- Piense en diferentes formas de solucionar el conflicto, de acortar la distancia entre los diferentes puntos de vista.

(Padre: "Ahora todos sabemos más acerca de los sentimientos de los otros; ¿alguien tiene algo más que agregar para que las discusiones no se repitan?").

- Analice las consecuencias de cada posibilidad. ¿Dará resultado el compromiso? (Padre: "¿Creen que algo funcionaría mal si ponemos esto en práctica?").

Por supuesto, existen situaciones más serias y, en consecuencia, más difíciles de resolver que una riña por una habitación desordenada. El problema puede plantearse por un amigo desagradable, la hora en la que regresa a casa, la compra de una moto o la ingestión de alcohol.

Orientación número 28: Anime (con el ejemplo) a su hijo para que negocie

Es conveniente que prepare el terreno cuando deba enfrentar una discusión:

1. *Analice sus sentimientos y actitudes acerca de la situación.*

- Me (siento)... (por ejemplo, "Me preocupo muchísimo")
- Cuando... (por ejemplo, "cuando Liz llega tarde")
- Porque... (por ejemplo, "porque no sé si se encuentra bien")

2. *Determine si vale la pena enfadarse por esa situación.*

Razón a favor: Puede conocer a personas desagradables y correr, en cierta forma, algún riesgo.
Razón en contra: Se armará un alboroto terrible si toco el tema.

3. *Intente un acercamiento*

- Exprese sus sentimientos sin agredir a su hijo.
- Escuche la respuesta del joven con atención. Corrobore si comprendió la posición del adolescente.

4. *Elabore un compromiso / acuerdo práctico*

Trate de determinar qué es lo que está en discusión. Decida si va a correr (o aceptar) un riesgo o no. Esto dependerá de:

- la posibilidad de que el adolescente reaccione en la forma temida;
- la importancia/daños que la reacción pueda tener/causar;
- lo que el adolescente tenga que perder.

Cuando busque una solución, un compromiso:

- tenga en cuenta que los riesgos son un aspecto importante (y también preocupante) del desarrollo del adolescente;
- asegúrese de que tanto usted como su hijo estén bien informados;
- analice los riesgos con su hijo: intente ponerse de acuerdo en qué es lo que el joven puede hacer para que el experimento no fracase y piense en qué es lo que ambos pueden hacer;
- trate de que su hijo se comprometa a algo o muéstrese más flexible respecto de un riesgo (de poca importancia) con el fin de obtener el apoyo de su hijo.

Orientación número 29: Esté atento: "vigilar" no es una mala palabra

Se ha comprobado reiteradamente que la buena (en oposición a la opresiva) vigilancia de los padres es esencial para la seguridad de los adolescentes. Se sabe que actúa como barrera en el desarrollo de las tendencias delictivas, entre otras cosas. Es conveniente estar al tanto de los siguientes aspectos de la vida de su hijo adolescente:

- *Amigos.* ¿Se relaciona con jóvenes normales (no me refiero a si a usted le gusta o no la forma en la que se visten) o anormales (delincuentes, adictos)?

153

- *Paradero.* Imagino que a usted le gustará saber dónde está su hijo, en especial por las noches.
- *Asistencia al colegio.* Es una mala señal que los adolescentes hagan novillos.
- *Tareas escolares.* Le darán la oportunidad de demostrarle al joven que usted se interesa por sus progresos (o retrocesos) en los estudios.
- *Salud.* Observe cualquier cambio anormal: indiferencia, depresión, irritabilidad, rarezas respecto de la comida*, celos excesivos por su intimidad.
- *Gozo de la vida.* En términos generales, ¿el adolescente se lleva bien con la vida, con usted, con los demás, con él mismo?

Orientación número 30: Dígase que es un buen padre

Permítame que mi última orientación esté dedicada a usted. Refuerce al reforzador. Recuerde que, a pesar de las dudas y los temores ocasionales, usted aún está allí. No sea modesto. Usted es un buen padre.

* Véase de Herbert, M., *Living with Teenagers.*

11
La influencia de la televisión

Queda claro, por las veces que sugerí sancionar a los niños prohibiéndoles mirar televisión, que este aparato es algo poderosamente necesario en sus vidas, y, en consecuencia, un incentivo también poderoso en el repertorio disciplinario de los padres. "¿Cómo influye la televisión en los niños?", me preguntan muy a menudo los padres (y también las personas que trabajan en los otros medios de comunicación). Desearía que hubiese respuestas simples.

El poder de la televisión como fuerza subversiva se agazapa en la conciencia de los padres junto con otros posibles subversores —tales como "ese niño malcriado que vive en la esquina" o "esos gamberros ruidosos que se reúnen en la plaza con sus motos"— y ningún padre respetable les haría un "sitio en su casa" a *ésos*. Entonces parece extraño que este aparato maligno sea no sólo un habitante permanente de todas las casas sino que, en la actualidad, se lo suela ubicar en la habitación de los niños. Los padres otorgan un grado de libertad sorprendente a algo en lo que no confían y cuyas "actividades" no suelen vigilarse.

Permítame que le formule algunas preguntas:

- ¿Confiaría su hijo a una maestra que no está en condiciones para ejercer la profesión?
- ¿Le dejaría con un completo extraño?
- ¿Permitiría que se relacione con *cualquiera*, sólo para que se divierta y tenga compañía?
- ¿Le permitiría establecer una relación permisiva con la televisión contemporánea?

Las respuestas de la mayoría de los padres serían, respectivamente, "¡No!", "¡No!", "¡No!", y "Bueno..., por una parte quizá no..., pero por la otra..."

Nuestra ambivalencia respecto de la televisión, la ambigüedad aparente en el acceso *real* que los niños tienen a los programas "para adultos" y, en algunos casos, el permiso para que vean absolutamente todos los programas son síntomas de nuestra dependencia respecto del aparato. Dejemos a un lado nuestra adicción personal: como padres, comprobamos lo conveniente que resulta tener una niñera electrónica, y también la diversión que les proporciona a los niños (mientras, en ese tiempo, podemos realizar nuestras tareas o hacer algo que nos guste).

LA INFLUENCIA DE LA VIOLENCIA TELEVISIVA

Una preocupación persistente —muy promocionada por la prensa— es si la violencia a la cual los niños están expuestos en innumerables imágenes televisivas afecta *su comportamiento*. ¿Podrían estas imágenes incitar al niño a experimentar la violencia? Vayamos un poco más allá: ¿Los padres que prohíben a sus hijos mirar películas de monstruos (o, en ese caso, "Tom y Jerry" o las noticias) son inocentes aguafiestas o sensatos partidarios de una política que disminuirá (en los niños) la inclinación hacia la violencia? Por desgracia, a pesar de numerosas investigaciones, existen muy pocas evidencias objetivas —o ninguna— que puedan responder a todas estas preguntas. Sin embargo, lo que sí sabemos es que lo que los niños extraen de la televisión y la influencia que este medio de comunicación tiene sobre ellos está determinado en gran parte por lo que los padres les enseñan. En términos generales, los estudios no descubrieron ninguna señal de efectos físicos perjudiciales, ninguna evidencia de que la televisión induzca a la violencia, a la agresión o al temor a un niño *que ya es normal* o que transforme a un niño tranquilo en violento o a uno decente en delincuente.

Lo que sí es importante señalar es que la televisión podría

156

empeorar un problema psicológico *ya presente* en el niño y aun incitar a cometer un delito a un adolescente que *ya* está transitando por el peligroso camino de la violencia. Un gran porcentaje de niños *adictos* a la televisión ya han tenido problemas para insertarse en la sociedad. Se podría argumentar que si estos niños no obtuvieran sus "peligrosas" ideas de la televisión, las obtendrían de las películas, las revistas de historietas y los periódicos, sin contar a sus padres (lo cual no es una razón para que se les permita ver la televisión sin restricciones).

La televisión es una influencia positiva: puede (con moderación) incentivar aún más la inteligencia de un niño brillante en edad pre-escolar y ampliar los conocimientos del niño más lento, de la misma edad. Pero en aquellas casas en las que la televisión no tiene horario, no queda tiempo para la lectura, los juegos imaginativos o reales, las otras actividades o las charlas con los padres.

Podría decirse que la pregunta que en especial inquieta a los padres —¿cuáles son los efectos de la violencia televisiva?— no está aclarada en ningún aspecto preciso. Hasta el momento, los expertos no han sido de mucha ayuda, ya que sostienen opiniones opuestas o adornan sus conclusiones con tantas especificaciones que los padres no saben cómo aplicarlas al caso particular de sus hijos. (No todos los programas violentos tienen el mismo efecto; si se desea llegar a una conclusión, se debe tener en cuenta lo siguiente: el tipo de violencia que se exhibe, las características del niño y si se desea analizar efectos a corto o a largo plazo). Sin embargo, esta área es quizá la única en la que la influencia de los medios de comunicación se estudió con rigor y en profundidad. ¿Qué es lo que podemos recoger de la compleja literatura científica? Los niños imitan las actitudes agresivas tanto de los modelos televisivos como de los reales; además, el efecto persiste durante un período extenso y se acentúa en especial cuando el modelo agresivo se presenta con éxito. Sin embargo, la violencia televisiva no sólo instruye acerca de métodos únicos y novedosos de expresar la agresión sino que también posee lo que se llama un efecto *desinhibitorio* sobre la agresión en general. Todo esto significa que las posibilidades de

157

que el niño expuesto a modelos violentos detenga o inhiba sus impulsos agresivos disminuirán cuando llegue el momento de expresarlos. Además, una constante exposición a la violencia puede, con el tiempo, hacer que el niño se vuelva *insensible* o indiferente a los efectos de la agresión o las señales de dolor en los otros. Estos hallazgos resultan importantes respecto del contenido actual de los programas televisivos norteamericanos, según se muestra en un análisis detallado, del que surgen los siguientes temas:

- Las películas de violencia enseñan a los niños métodos nuevos y sofisticados de agresión física y verbal.
- Los niños norteamericanos miran, en promedio, más de tres horas de televisión por día.
- Los niños considerados agresivos por sus propios compañeros son los que miran (sin control alguno) los programas de televisión más violentos.
- Los métodos violentos son los medios más simples y populares que emplean los personajes para alcanzar sus objetivos.
- Por lo general, las películas muestran que los métodos que la sociedad desaprueba son los de mayor éxito.

Estos descubrimientos académicos no son de mucha ayuda para los padres cuyos niños les han implorado que les permitan mirar una película de *gangsters* o que les compren el "arma del rayo de la muerte" para la próxima Navidad. Probablemente, lo importante aquí es el sentido de la proporción y no las decisiones simplistas del tipo "o...o ...". No se trata de oponer "Mira lo que quieras en la televisión" a "No mires nada", ni "cualquier tipo de agresión" a "ninguna agresión". Lo que podemos hacer es reflexionar acerca del sentido del juego y la fantasía, y las consecuencias de negarle a un niño los juguetes o los programas de televisión que todos los demás niños pueden tener o mirar. La palabra "jugar" tiene muchos significados para el niño.

Este es uno de los primeros puntos que deben tenerse en cuenta respecto de los juegos violentos de los niños. No se trata sólo de matar, matar "de mentira". La mayoría de los juegos de los niños mayores se basan en algún tipo de estructura en la que se plantea una lucha por ser el "bueno". Muchos juegos imitan los programas de televisión; los niños son vaqueros, villanos, soldados, astronautas o guerreros del espacio y el argumento es siempre el mismo: una simple alegoría de las virtudes morales. En general, el niño se identifica con el héroe y el villano obtiene su merecido (con las habituales melodramáticas y estremecedoras escenas de muerte). Un investigador se formula la siguiente pregunta: "Cuando el héroe le dispara al villano, ¿los niños aprenden que 'no sirve de nada delinquir' o que es *bueno* matar a los 'malos'?". No existe una única respuesta, y aun si la hubiera, no tendría por qué ser alguna de esas dos.

Por ejemplo, existen datos que sugieren que un niño normal (en oposición al que ya presenta problemas emocionales) es perfectamente capaz de distinguir entre la realidad y la fantasía. Cuando el niño grita "bang-bang" y apunta con el dedo o un arma de juguete, no desea *en realidad* matar o mutilar al "enemigo", como tampoco a sus padres les agradaría ver cómo se desangra un asesino verdadero. Quizás la justicia que se imparte en los juegos infantiles (como en la televisión) resulte demasiado pobre y simplista, pero también se puede argumentar que los juegos de violencia no son negativos en todos sus aspectos.

Por supuesto, el problema reside en señalar las diferencias. ¿Debemos prohibir la práctica de deportes violentos como el fútbol o el rugby durante la infancia, ya que pueden despertar sentimientos o impulsos agresivos en ciertos niños? ¿Qué hay acerca de los colegios ferozmente competitivos que fomentan ambiciones académicas? La palabra "agresión" puede cubrir un amplio espectro.

Un padre sensato debería considerar todos los aspectos

—como si completara las columnas del debe y el haber en una hoja de balance— cuando decide, o no, prohibirle a su hijo las películas de suspenso o las armas de juguete. ¿Las dudosas ventajas que puedan beneficiar el desarrollo de la personalidad del niño con una prohibición total e indiscriminada serán más importantes que la mortificación, el mal momento y la soledad que seguramente experimentará el niño cuando no pueda participar en los juegos y las diversiones más populares de la mediana infancia? Cuando los niños realmente necesitan ser agresivos, sus armas artificiales, aunque en apariencia realistas, no son tan útiles como sus dientes y puños.

Si los padres recuerdan su propia infancia y lo que "experimentaban" con aquellos juegos de violencia infantiles y lo que disfrutaban las películas o programas de televisión de suspenso, es probable que descubran que la influencia del aparato no es siniestra sino efímera e inocente. No se han detectado efectos perjudiciales en la mayoría de los ciudadanos razonablemente pacíficos y obedientes de las leyes, quienes, cuando niños, gozaron de una deliciosa sensación de poder cuando se identificaban con un héroe de la ficción.

Si los comparamos con las influencias que *sabemos* que predisponen a los niños hacia la violencia —padres hostiles, que los rechazan y castigan y, en el caso de los adolescentes, el exceso de bebidas alcohólicas, los amigos violentos, etcétera—, los juegos y entretenimientos infantiles parecen insignificantes.

También nos olvidamos de las preferencias de los padres. No somos víctimas pasivas de la televisión. Podemos elegir entre la agresión estructurada de una película de suspenso o un dibujo animado y la violencia descarnada e interminable de algunos sádicos programas para adultos. No se trata de mirar o no mirar la televisión. Los padres pueden interpretarles y explicarles a sus hijos los programas (en especial, las horrorosas y sangrientas imágenes de los programas informativos) que les provoquen temores y dudas. El problema reside en que la televisión suele utilizarse para que los niños se queden un poco tranquilos, y los padres no tienen idea de lo que miran sus hijos.

Es aconsejable recordar que los niños considerados agresivos por sus propios compañeros son los que miran (sin control alguno) los programas de televisión más violentos. Y también que los adultos siempre han utilizado los medios de comunicación como chivos expiatorios —primero fueron las novelas rosas, luego los tebeos y y después la radio, las películas, la televisión y los videofilmes obscenos— de su propia incapacidad para educar jóvenes "perfectos" según una utopía imaginaria.

Parecería ser que la clave para los padres, en especial para los que tienen hijos pequeños, es controlar la cantidad y la calidad de televisión que sus hijos ven. Los niños de aproximadamente ocho años son muy vulnerables a la influencia de la televisión.

Epílogo

Empecé este libro diciendo que los padres invierten una enorme cantidad de sentimientos y energía en educar a sus hijos. Esperan que de su devoción por el amor y el deber surja un joven sensato, maduro y responsable.

También señalé los factores que propician el desarrollo saludable de una perspectiva social y una opinión personal, como también lo que puede fallar. Pero no basta con estar al tanto de las fuerzas que impiden la expresión de la individualidad del niño, que se interponen en su propia actualización y, en consecuencia, detienen el desarrollo maduro del individuo.

Este libro está dirigido a los padres y a las madres; quienes también tienen otros deseos y necesidades que los de ser buenos protectores. Si se sienten frustrados y a punto de enloquecer —permitiendo que sus vidas se escurran entre vanas e interminables rutinas educativas— su desarrollo personal se verá frustrado. Si *sus* derechos, sus necesidades de autorrealizarse, se sacrifican por una existencia centrada en sus hijos —y, en consecuencia, dominada por ellos—, no estarán en posición de ayudarles a convertirse en adultos decentes y generosos.

Apéndice
Cuestionario acerca de la disciplina y el cuidado de los niños

Intente contestar estas preguntas tan francamente como le sea posible. Algunas preguntas son generales; otras se refieren a un niño en especial. Si usted tiene más de un hijo, tome en cuenta al menor para responder.

En este test no se deben sumar puntos ni existen respuestas correctas o incorrectas. El cuestionario abarca muchos de los temas que se trataron en este libro, como la disciplina, la educación de los niños y el papel de sus padres. Le ayudará a examinar con ojo crítico algunas de sus propias actitudes y a reconsiderar el tiempo y el interés que dedica a la tarea de socializar a su hijo.

El padre y la madre deberían completarlo por separado. Comparen los resultados, pero *no* discutan al respecto.

	Siempre	Casi siempre	Por lo general	Rara vez	Nunca
1. ¿Usted y su pareja conversan acerca de los problemas de disciplina que se les presentan?					
2. ¿Está de acuerdo con el comportamiento de su hijo?					
3. ¿Participa en la tarea de educar a su hijo?					
4. ¿Participa en el cuidado diario del niño?					
¿Le cambia (o cambió) los pañales?					
¿Le baña?					
¿Le da de comer?					
¿Se levanta para observarlo durante la noche?					
¿Le enseña a pedir pis y caca?					
5. ¿Le exige cosas razonables?					

6. ¿Fija límites con respecto a lo que el niño puede o no hacer?

7. ¿Le demuestra su afecto?

8. ¿Esconde sus sentimientos (como el enfado, la ansiedad y el resentimiento) ante él?

9. ¿Premia a su hijo por su "buen"/"deseable" comportamiento?

10. ¿Le agradece cuando colabora con usted?

11. ¿Suele adoptar una actitud crítica con él?

12. ¿Presta atención a las palabras que elige cuando le formula una crítica?

13. ¿El niño tiene en claro cuáles son las expectativas y exigencias de sus padres con respecto al comportamiento correcto?

14. ¿Emplea las bofetadas como forma de castigo?

15. ¿Reprende a su hijo?

16. ¿Mantiene la calma cuando se enfada o se siente resentido con su hijo?

Sí   No

17. ¿Cree que los niños son buenos por naturaleza?

18. ¿Cree que los niños son traviesos por naturaleza?

19. Todos los bebés lloran. Si el suyo no tiene un problema físico y llora por un largo tiempo, ¿lo cogería en brazos?

20. ¿Castigaría a un niño de tres años o más, por hacerse pis en la cama?

21. ¿Le prohibiría a su hijo que se pase a la cama matrimonial durante la noche?

22. ¿Intervendría en las peleas de sus hijos?

23. ¿Deberían los niños permanecer sentados en la mesa hasta que todos terminen de comer?

24. ¿Pasa por alto algunas de las faltas de su hijo?

25. ¿Conversa con su hijo acerca de temas familiares importantes?

26. ¿Los niños y los adultos comen juntos?

27. ¿Cree que se les debería permitir a los niños que interrumpan las conversaciones de los adultos?

28. ¿Cree que sus hijos deberían obedecer de inmediato cuando usted les pide que se queden quietos o que hagan algo?

29. ¿Deberían las madres delegar en los padres la responsabilidad de educar a los hijos?

30. ¿Deberían los padres delegar en las madres la responsabilidad de educar a los hijos?

31. ¿Hace usted algo de lo siguiente:
   • ayuda al niño a vestirse;
   • le da de comer;
   • lleva al niño al colegio o a la guardería?

32. ¿Se despide del niño cuando se va a trabajar?

33. ¿Le besa al despedirse?

34. ¿Sale de paseo con el niño sin que nadie los acompañe?

35. ¿El niño se parece más a usted o a su pareja?

36. ¿Le gusta ser padre/madre?

37. Si mira hacia atrás, ¿cree que hubiese sido mejor para usted esperar un poco más para tener su primer hijo?

38. ¿Cree que es importante que su hija sea femenina o su hijo viril?

39. ¿Le permitiría a su hijo jugar con muñecas, o a su hija, con coches?

40. (Al padre) Cuando el niño nació, ¿usted estuvo:
   a) en los primeros momentos?
   b) hasta el nacimiento?
   c) durante el parto?
   d) en todo momento?

41. ¿Puede recordar y describir sus sentimientos cuando vio por primera vez al bebé?

42. ¿Podría agregar algo sobre la relación que tiene/tuvo con su
   madre?
   padre?

167

Bibliografía

Ainsworth, M., Stayton, D. J. y otros (1971), "Infant obedience and maternal behaviour: the origin of socialization reconsidered", *Child development*, 42, 1057-69.

Ariès, P. (1973), *Centuries of childhood*. Harmondsworth: Penguin.

Arnold, L. E. (1978). *Helping parents help their children.* Nueva York: Brunner/Mazel.

Aronfreed, J. (1968). *Conduct and conscience*. Nueva York: Academic Press.

Bandura, A. (1977). *Social learning theory*. Englewood Cliffs, NJ: Prentice-Hall.

Barkley, R.A. (1987). *Defiant children: A clinician's manual for parent training*. Londres: The Guildford Press.

Baumrind, D. (1971). "Current patterns of parental authority", *Developmental psychology monograph*, 4, (1), part 2, 1-103.

Beech, R. (1975). *Staying together*. Chichester: John Wiley.

Bell, R. y Harper, L. (1977). *Child effects on adults*. Hillsdale, NJ: Lawrence Erlbaum.

Boulton, M.G. (1983). *On being a mother*. Londres: Tavistock.

Brown, R. (comp.) (1976). *Children and television*. Londres: Collier-Macmillan.

Bruner, J. y otros (comps.) (1976). *Play: its role in development and evolution*. Nueva York: Basic Books.

Bruner, J. S. (1983). *Child's talk*. Nueva York: Norton.

Cicirell, V. G. (1983). "Siblings helping siblings", en V. L. Allen (comp.), *Inter-age interaction in children*. Nueva York: Academic Press.

169

Coopersmith, S. (1967). *The antecedents of self-esteem*. Londres: W. H. Freeman.

Cullingford, C. (1984). *Children and television*. Aldershot: Gower.

Dawe, H. C. (1934). "An analysis of two hundred quarrels of preschool children", *Child development*, 5, (2), 139-57.

Dreikurs, R. (1977). *Happy children: A challenge to parents*. Londres: Fontana.

Dunn, J. (1984). *Sisters and brothers*. Londres: Fontana.

— (1988). *The beginnings of social understanding*. Oxford: Basil Blackwell.

Eron, L. D. y Huesmann, L.R. (1984). "The control of aggressive behaviour by changes in attitudes, values, and the conditions of learning", En R. J. Blanchard y D. C. Blanchard (comps.), *Advances in the study of aggression*, vol. 1. Nueva York: Academic Press.

Fromme, A. (1960). *The abc of child care*. Nueva York: Pocket Books.

Ginnott, H. (1969). *Between parent and child*. Londres: Staples Press.

Goodenough, F. L. (1931). *Anger in young children*. Institute of Child Welfare Monograph Series, nº 9. Minneapolis: University of Minnesota Press.

Greenfield, P. M. (1984). *Mind and media*. Aylesbury: Fontana.

Griffin, M. (1979). "Tantrums and disobedience". En M. Griffin y A. Hudson (comps.), *Children's problems: A guide for parents*. Melbourne: Circus Books.

Grusec, J. E. (1982). "The socialization of altruism". En N. Eisenberg (comps.), *The development of prosocial behaviour*. Nueva York: Academic Press.

Herbert, M. (1985). *Caring for your children: A practical guide*. Oxford: Basil Blackwell.

— (1987). *Living with teenagers*. Oxford: Basil Blackwell.

— (1987). *Conduct disorders of childhood and adolescence: A social learning perspective*. Chichester: John Wiley.

— (1987). *Behavioural treatment of children with problems: A practice manual*. 2º ed. Londres: Academic Press.

— (1988). *Working with children and their families*. Londres: Routledge/British Psychological Society.

Hudson, A. (1987). *Personal communication*. Melbourne: Phillip Institute of Technology.

Koch, H. L. (1960). "The relation of certain formal attributes of siblings to attitudes held toward each other and toward their parents". *Monographs of the society for research in child development*, vol. 25, nº 4.

Lamb, M. y Sutton-Smith, B. (comps.) (1982). *Sibling relationships: Their nature and significance across the lifespan*. Hillsdale, N.J.: Erlbaum.

Larsen, O. y otros (1979). "Achieving goals through violence on television". En O. Larsen (comp.), *Violence in the mass media*. Londres: Harper and Row.

Liddiard, M. (1928). *The mothercraft manual*. Londres: Churchill.

McCandless, B. R. (1969). *Children: Behaviour and development*. Londres: Holt, Rinehart & Winston.

Morgan, P. (1978). *Juvenile delinquency: Fact and fiction*. Londres: Temple Smith.

Mussen, J. P. y Eisenberg-Berg, N. (1977). *Roots of change, sharing and helping*. San Francisco: W. H. Freeman.

Newson J. y Newson, E. (1970). *Four years old in a urban community*. Harmondsworth: Penguin.

— (1976). *Seven years old in the home environment*. Harmondsworth: Penguin.

Novaco, R. H. (1975). *Anger control*. Lexington: Heath.

Open University Course Organisers (1982). *Parents and teenagers*. Londres: Harper and Row.

Patterson, G. (1982). *Coercive family process*. Eugene, Oregon: Castalia.

Premack, D. (1965). "Reinforcement theory". En D. Levine (comp.), *Nebraska symposium on motivation*. Lincoln: University of Nebraska Press.

Rotter, J. B. y otros (1972). *Applications of a social learning theory of personality*. Londres: Holt, Rinehart & Winston.

Rousseau, J.-J. (1762). *Emile: Or concerning education*. Libro 2. Nueva York: Dutton, 1938.

Schaffer, H. R. y Collis, G. M. (1986). "Parental responsiveness and child behaviour". En W. Sluckin y M. Herbert (comps.), *Parental behaviour*. Oxford: Basil Blackwell.

Schneider, M. y Robin, A. L. (1973). *The turtle manual*. Technical Publications. Point of Woods Laboratory School, State University of New York at Stoney Brook.

Sears, R. R. y otros (1957). *Patterns of child rearing*. Londres: Harper and Row.

Spock, B. (1981). *Dr. Spock talks with mothers*. Boston: Houghton Mifflin.

Stendler, C. (1950). "Sixty years of child training practices: Revolution in the nursery". *Journal of paediatrics*, 36, 122-34.

Stillwell, R. *Social relationships in primary school children as seen by children, mothers, teachers*. Tesis doctoral inédita.

Walters, R. H. y otros (1972). *Punishment*. Harmondsworth: Penguin.

Walvin, J. (1982). *A child's world*. Harmondsworth: Penguin Books.

Wolfenstein, M. (1951). "The emergence of fun morality". *Journal of Social Issues*, 7, 15-25.

— (1953). "Trends in infant care". *American Journal of Orthopsychiatry*, 23, 120-30.

Wright, D. (1971). *The psychology of moral behaviour*. Harmondsworth: Penguin.

Indice analítico

174

Indice analítico

173

175